こころJOB Books

心のケアにたずさわる人が知っておきたい

精神科の くすり

編著 加藤隆弘 九州大学大学院 医学研究院 精神病態医学 准教授

薬からアプローチ のしかたが見える！

看護師＆心理職・精神保健福祉士 など
メディカルスタッフに最適！

MC メディカ出版

序文　薬剤について知ることはなぜ必要？

　本書は、心のケアにたずさわる人が知っておきたい「精神系のくすり」に関するガイドブックです。看護師・心理職・精神保健福祉士など広くメディカルスタッフの方々が、精神系の薬について少しでも理解を深めることで、より良い支援が実践されるようになればと願い、制作しました。

　公認心理師・臨床心理士をはじめとする心理職の方が日々カウンセリングしているクライエントのなかには、精神科に通院し、薬を内服されている方も少なくないでしょう。処方されている薬を知ることで、そのクライエントの心の病気をより良く理解できるようになります。さらにはその方の対人関係のあり方や性格まで探ることができるかもしれず、こうした知見が日常の心理臨床活動に還元されるはずです。また、訪問ケアを行っている看護師やケースワーカーの方のなかには「この患者さん、普段は元気に見えるのに、なぜこんなにたくさんの薬を飲んでいるのだろう？」と疑問をもつ方も少なくないはずです。

　本書では、第1章で「精神系のくすり」に関する基礎知識を紹介します。心のケアにたずさわる人に知ってほしい「脳と心」を理解するためのエッセンスも盛り込みました。第2章では、現在、日本では多剤併用が問題になっており、薬を欲する心理や薬を処方する側の心理をマンガも交えて紹介しています。第3章では、現在精神科で処方される主要薬剤をほぼすべて盛り込み、それぞれの薬剤について特徴を列挙しました。臨床場面における実用的な事項も織り込んでおり、実際に薬を処方している精神科研修医や精神科以外の医師の診療にも役立ちます。第4章は、心に直接的に働く薬ではありませんが、精神科で併用される薬剤をピックアップしました。

　本書により、読者のみなさんの「精神系のくすり」の理解、さらには、心の病気・精神疾患への理解が深まり、心のケアの実践の向上に活用していただければと願っています。

2021年11月

九州大学大学院 医学研究院 精神病態医学　准教授

加藤隆弘

心のケアにたずさわる人が知っておきたい

精神系のくすり

編著 加藤隆弘

九州大学大学院 医学研究院
精神病態医学 准教授

Contents

Contents

編者・著者一覧

編者 九州大学大学院 医学研究院 精神病態医学　准教授　**加藤隆弘**（かとう・たかひろ）

著者

第1章 第2章
九州大学大学院 医学研究院 精神病態医学　**加藤隆弘**（かとう・たかひろ）
准教授

第3章 **1** **6** **9** **総論、①〜⑨**
九州大学大学院 医学研究院 精神病態医学　**松島敏夫**（まつしま・としお）

第3章 **2** **4** **8** **第4章** **1** **3** **総論**
九州大学大学院 医学研究院 精神病態医学　**松尾 敬太朗**（まつお・けいたろう）

第3章 **3** **5** **総論、①〜④** **7** **9** **⑩⑪** **第4章** **2** **3** **①〜⑥**
九州大学大学院 医学研究院 精神病態医学　**久良木 聡太**（きゅうらぎ・そうた）

第3章 **5** **⑤⑥**
福岡県立精神医療センター
太宰府病院

嘉陽宗臣
（かよう・むねおみ）

5 **⑦〜⑨**
九州大学大学院 医学研究院
精神病態医学

三野原 敏文
（みのはら・としふみ）

5 **⑩〜⑫**
九州大学大学院 医学研究院
精神病態医学

大石 誠
（おおいし・まこと）

第**1**章

精神系のくすりの役割を知ろう！

1 「精神系のくすり」とは

精神疾患は「脳の病気」？「こころの病気」？

「精神系のくすり」とは、精神に向かう薬という漢字を当てて、専門用語では「向精神薬」と呼ばれています。精神に作用する薬のことです。

すべての薬は身体に働きかけることで治療効果を発揮します。例えば、抗菌薬や抗ウイルス薬は体の中で悪さをしている細菌やウイルスに働きかけることで効果を発揮します。抗がん剤もそうです。がん細胞を標的としています。「精神系のくすり」、つまり向精神薬は精神に働きかけます。

ところで「精神」とは何でしょう。一般的に、心の病気のことを「精神疾患」あるいは「精神障害」と呼びます（本書では「精神疾患」と呼ぶことにします）。みなさんは、精神疾患を「脳の病気」と考えていますか、「こころの病気」と考えていますか。

一般の方々は、精神疾患イコール「こころの病気」と捉える人がほとんどかと思います。以前、国内外の若手精神科医を対象としてアンケート調査を行ったことがあります。心への強い関心・興味をもって精神科医になった若手精神科医の多くが、精神疾患を「こころの病気」というよりも「脳の病気」と経験年数を重ねるにつれて捉えるようになる傾向がありました。その理由は明らかです。現在、精神科では「薬による治療」、つまり薬物療法に重きが置かれており、精神科の薬は「脳」という身体に働きかけることで効果を発揮すると考えられているからです。

精神疾患分類の歴史

古代ギリシャ・ローマ時代、心の病は身体の病と捉えられていたようです。例えば、うつはメランコリーと呼ばれ、ラテン語で「黒い胆汁」を意味します。また、心の病気を脳（頭）の病気と捉える発想は数百年前には存在していたようです。その証拠として、「頭を冷やす治療」つまり水治療がヨーロッパに限らず日本でも報告されています。精神疾患を「脳の病気」と想定した研究が本格化したのは19世紀後半から20世紀初頭にかけてです。近代精神医学の父と呼ばれるドイツの精神科医エミール・クレペリン（Kraepelin, E.）は、精神疾患の病因を脳に探る病理学的研究（亡くなった患者さんの脳標本を観察する研究）を精力的に進めました。そして、クレペリンは、外因性・内因性・心因性という形で精神疾患を大きく3つに分類しました。

外因性とは、明らかな頭部外傷など脳の傷害によって引き起こされるものです。内因性とは、当時の知見では脳に明らかな異常を認めないが何らかの内的な要因があると想定した精神疾患で、早発性痴呆（現在の統合失調症のこと）、躁うつ病、てんかんの3つに分類しました。そして、明らかなストレスによるものが心因性とされました。

その後、精神疾患分類は徐々に整理・細分化され、DSMやICDといった国際診断基準が

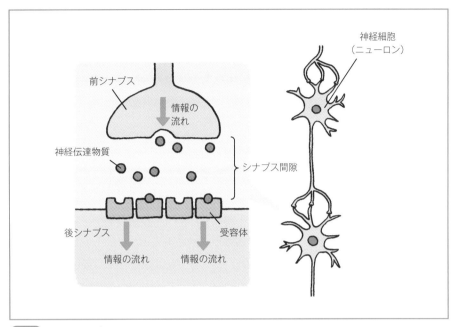

図1　神経シナプス
神経同士はシナプスにより情報伝達をしている。

作成され、現代にいたっています。メディカルスタッフのみなさんがこうした細分化された分類をすべて完璧に覚える必要はありません。まずは、大きな区分で精神疾患を捉えることで、精神科における薬物療法を理解しやすくなります。

神経伝達物質の働き

　そもそも、精神疾患を「脳の病気」と捉えるとき、人間の心は脳に無数に存在する神経細胞が織りなす神経回路の働きにより成り立つと考えられています。神経（ニューロン）は細胞体と軸索から構成されており、神経同士はシナプスにより情報伝達をしています（図1）。シナプスにおける情報伝達を担う物質を神経伝達物質（ニューロトランスミッター）といい、ドパミン・セロトニン・ヒスタミン・ノルアドレナリン・アセチルコリン・GABA（γアミノ酪酸）などがその代表的なものです。

　神経シナプスの表面にはそれぞれの神経伝達物質が結合する受容体が備わっています。神経伝達物質を放出するシナプスを前シナプス、受容体を発現し神経伝達物質を受け取る側のシナプスを後シナプスと呼びます。例えば、ドパミン神経の前シナプスから放出されるドパミンが、隣の神経の後シナプスに発現しているドパミン受容体にくっ付くことで情報が伝わるのです。情報伝達を促進する物質をアゴニスト（作動薬）、抑制する物質をアンタゴニスト（拮抗薬）と呼びます。

② 代表的な精神疾患

　4つの代表的な精神疾患である統合失調症（以前は「精神分裂病」と呼ばれていました）、うつ病、双極性障害（躁うつ病）、不安障害（不安症）について説明します。それぞれの治療薬は第3章で詳述していますので、ここではごく手短に各疾患とその脳内基盤、そして、疾患に対応する薬を紹介します。

統合失調症

　統合失調症は幻覚・妄想といった異常体験を主症状とする精神疾患です。統合失調症の脳内ではドパミンがシナプス間で過剰になっていると考えられてきました。このドパミン仮説は、1950年代に、もともとは催眠薬として開発されたクロルプロマジンやハロペリドールを統合失調症患者に投与したところ、異常体験が劇的に消退したという偶然の発見に基づいています。のちに、クロルプロマジンおよびハロペリドールにドパミン受容体に対する拮抗作用（情報伝達をブロックする作用）が見つかり、ドパミンが統合失調症の脳内では重要な働きをしていると考えられるようになりました。その後、ドパミン以外にもグルタミン酸やGABAといった神経伝達物質の関与も示唆されるようになり、現在では、ドパミン受容体に対する拮抗薬だけでなく、さまざまな神経伝達物質の脳内でのバランスを調整する薬剤が統合失調症治療薬の中心となっています。

うつ病

　うつ病は、抑うつ気分・意欲低下を主症状とする気分障害の代表的疾患です。自責感、集中困難、疲労感といった症状、そして自殺念慮を伴うことがまれではありません。うつ病患者の脳内ではシナプス間でのセロトニンが低下していると考えられています。1950年代に登場したイミプラミンと呼ばれる薬剤に強力な抗うつ作用が見出され、のちに、この薬剤が脳内セロトニン低下を抑制することが発見されたのです。いわゆるセロトニン仮説です。前シナプスには、放出した神経伝達物質を再び回収する働きをもつトランスポーターと呼ばれる構造物が備わっています。トランスポーターの適切な働きにより、シナプス間の神経伝達物質の濃度が適度に調整されます。抗うつ薬は、セロトニン神経の前シナプスにおけるセロトニン・トランスポーターのセロトニンの再取り込みを阻害することで、シナプス間の低下したセロトニン濃度を上昇させる作用を有しています。

　従来の抗うつ薬は、セロトニン・トランスポーターへの作用以外にもさまざまな部位に結合して、副作用が多く発生していました。**副作用を少なくするために開発されたのが、選択的にセロトニン・トランスポーターへ働く薬剤、つまりSSRI（selective serotonin reuptake inhibitor、選択的セロトニン再取込み阻害薬）で、現在のうつ病治療の主力**となっています。

▶ 双極性障害（躁うつ病）

　気分の障害としてうつ病と並ぶ代表的な精神疾患に、双極性障害があります。**双極性障害は、うつと躁を繰り返す気分変調をきたす疾患**で、いわゆる「躁うつ病」のことです。現在では、双極性障害と（単極の）うつ病とを別々の疾患として区別する傾向が強まっています。躁状態の有無が両疾患を区別する指標です。

　炭酸リチウムは古典的で、かつ現在でも代表的な双極性障害の治療薬です。天然に存在する物質で、1940年代に抗躁作用が発見されましたが、それより以前からヨーロッパではリチウム水として痛風やリウマチの治療に用いられてきたという歴史があります。双極性障害の治療薬を概して気分安定薬（mood stabilizer）と呼び、炭酸リチウム以外に、バルプロ酸、カルバマゼピン、ラモトリギンなどがあります。こうした薬剤は、突然の意識消失やけいれんを引き起こすてんかんの治療薬でもあります。

　ちなみに、てんかんにおいては脳の活動を計測する脳波での明らかな異常を認めます。しかし、統合失調症・うつ病・双極性障害においては明らかな脳波異常は認めません。ただし、脳科学研究の発展により、統合失調症などの内因性とされてきた精神疾患においても何らかの脳波上の特性が見出されつつあります。

▶ 不安障害（不安症）

　不安障害（不安症）は、不安を主症状とする疾患群で、不安の対象や種類あるいは不安の表現のされ方により、パニック障害・社交不安障害・強迫性障害などに分類されます。GABA神経のベンゾジアゼピン受容体に働く薬剤が1960年代から抗不安薬として用いられてきました。これらは、ベンゾジアゼピン系薬剤と呼ばれ、抗不安作用に加えて、鎮静、筋弛緩、そして催眠作用を有するため、不眠症の治療にも用いられます。

　ベンゾジアゼピン系薬剤は、以前は、安全で速やかに不安を除去させる画期的な薬剤として欧米に限らず日本でも爆発的に流行しました。しかしながら、病的な依存や離脱症状、さらには乱用などの深刻な問題が生じるようになり、欧米ではその使用に大幅な制限がかかるようになっています。日本でもようやく処方制限がかかるようになっていますが、精神科以外の診療科では漫然と処方されているケースがまれではありません。第3章のコラム「ハルシオン®の規制（p.121）」を参照ください。

　そのほか、認知症に対する薬、アルコール使用障害に対する薬、発達障害の一つである注意欠如・多動症（ADHD）に対する精神刺激薬など、疾患の特性に応じた治療薬が開発されています。第3章では、各疾患に対応した向精神薬を一つひとつ紹介します。

3 処方モデルの発展

古典的な処方モデル（図2）

　図2のように、以前は、統合失調症には抗精神病薬、うつ病には抗うつ薬、不安障害には抗不安薬という形で、「一対一対応」での薬剤選択が基本でした。なお、図2には、不安障害のもとになっている疾患群として「神経症」も入れました。神経症は、薬物療法が台頭する以前に大流行していた精神分析の考えをもとに作られており、心の葛藤のために生じる不安や不安に基づく行動困難を主としていた疾患群です。神経症という病名は1980年のDSM-3の登場により表舞台からは姿を消しましたが、「この患者さんのうつは、内因性というよりは神経症的だ」という具合に、現在でも臨床場面で耳にすることがあるかもしれません。

現代的な処方モデル（図3）

　現代の精神科臨床の現場では、図2のような古典的な「一対一対応」ではなく、図3のような処方がなされるようになっています。つまり、以前のように「うつ病の患者さんにはもっぱら抗うつ薬」「抗うつ薬を内服している患者さんはうつ病である」という単純な一対一対応ではなくなっています。特に抗精神病薬の適応疾患の拡大が今のトレンドです。つまり、抗精神病薬を内服しているからといって、すべての患者さんが統合失調症であるわけではありません。うつ病の患者さんにおいても、双極性障害の患者さんにおいても抗精神病薬が処方されうるのです。

　非定型抗精神病薬と呼ばれる新しいタイプの抗精神病薬（本書では第二世代抗精神病薬と表記）は、うつ病・双極性障害・不安障害など幅広く処方されています。「抗精神病薬は幻覚・妄想に効く薬なのに、なんでうつや不安に効くの？」と疑問をもたれる方も少なくないでしょう。ドパミン神経におけるシナプス間のドパミン伝達異常が幻覚・妄想に関与し、そこをブロックするのが抗精神病薬の作用ということが、古典的な統合失調症の病態治療仮説として以前から知られています。しかしながら、実のところ、統合失調症に限らずすべての精神疾患において、「どのような脳内機序で症状が引き起こされ、どういった薬物がどのように脳に複雑に作用し、どのような仕組みでどう症状を改善させるのか？」という本質的なことは十分にはわかっていないのです。こうした機序が十分に解明されるようになるには、まだ何十年もかかるかもしれません。

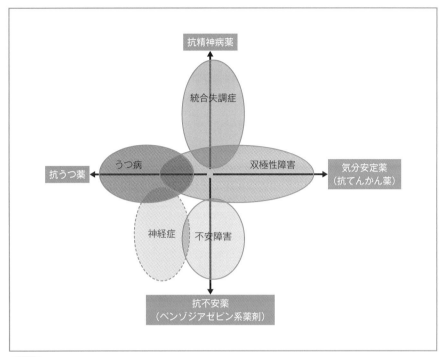

図2 古典的な処方モデル

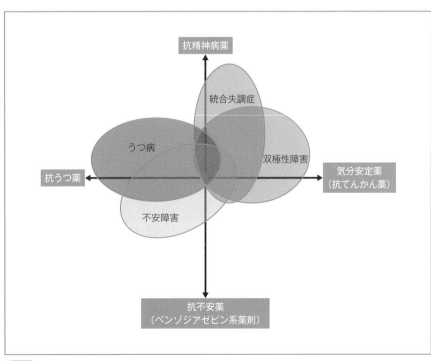

図3 現代的な処方モデル

ニューロン以外の脳細胞：グリア

　実は、脳内には神経（ニューロン）以外にもさまざまな細胞が存在しています。グリア細胞という脳内細胞をご存じでしょうか。アストロサイト、オリゴデンドロサイト、ミクログリアといった細胞がその代表です。

　グリア細胞は、神経細胞の数より圧倒的に多く脳内に存在しているにもかかわらず、脇役細胞として従来あまり注目されてきませんでした。神経の保護や神経機能の維持に何らかの役割を果たすであろうと漠然と考えられていましたが、21世紀に入ってグリア細胞の役割への注目が高まっており、最近の研究では、精神機能やその障害にもグリア細胞が重要な役割を果たす可能性が示唆されつつあります。例えば、統合失調症やうつ病といった患者さんの脳内でミクログリアの過剰活性化が報告されています。

　筆者らが行った基礎研究では、活性化したマウスのミクログリア細胞に抗精神病薬や抗うつ薬をふりかけると、活性化ミクログリアが放出する神経傷害物質（炎症性サイトカインやフリーラジカル）の産生量が減ることを発見しました。これらの発見から、少なくとも一部の向精神薬がミクログリアの過剰な活性化を抑制する作用を有している可能性を探っています。もしかすると、こうした神経以外への薬理作用が幻覚妄想や、それ以外のさまざまな症状に対する効果発現に貢献しているかもしれません。

　筆者らはミクログリア病態治療仮説として、こうした仮説を解明するための研究を進めています。アストロサイトやオリゴデンドロサイトが精神疾患の病態に関与する可能性を示唆する研究成果も、国内外の研究により次々に報告されています。これからの時代、精神疾患を「脳の病気」と捉える際には、神経に加えてグリア細胞を含む神経−グリア回路の理解が重要になってくるでしょう。こうした新しい理解により、画期的な精神疾患の治療薬が開発されることが期待されます。

安全な薬物療法実践のために

　現時点で、精神疾患の脳内での病態や、薬の厳密な意味での脳内における作用機序が十分には解明されていないからといって、悲観しすぎることはありません。薬に関する正しい知識を身につけたうえで、それぞれの患者さんを適切にアセスメントし処方する薬の適応を十分に評価すれば、向精神薬は効果を発揮します。クロルプロマジンやイミプラミンといった抗精神病薬・抗うつ薬の発見の歴史を挙げるまでもなく、機序が十分にはわからないにもかかわらず、薬の効果が先行して見出された薬は数多く存在しています。精神科ではこうした薬のほうが多いかもしれません。重要なことは、現在日本で販売されているすべての薬剤は、患者さんを対象とした試験（臨床試験といいます）において薬効を評価し確認したうえで、

独立行政法人 医薬品医療機器総合機構（PMDA）という厚生労働省の機関の承認を得て、実用化にいたっています。したがって、処方におけるルールを守ることで、効果が十分に期待できるのです。

　薬の選択に際して重要なのは、薬効の知識だけではありません。**副作用（有害事象・副反応）をきちんと知っていくことが薬物療法実践において肝心**です。強力な治療効果（ベネフィット）を認めたとしても副作用（リスク）があまりにも大きい薬剤は、実用化が困難です。実際、製薬開発の途中で、甚大な副作用が見つかったために販売されるにいたらなかった薬は無数に存在します。他方、販売されている向精神薬でも、ほとんどすべての薬に副作用があることも事実です。したがって、実際の薬物療法においては、ベネフィットとリスクのバランスを考慮して、治療薬が選択されています。第３章では、すべての薬剤に関して効能に加えて副作用を併記していますので、参照ください。

引用・参考文献

1） 江口重幸. "薬物療法". 精神疾患とその治療. 加藤隆弘ほか編. 東京, 遠見書房, 2020, 183-97・261-7（公認心理師の基礎と実践, 22).
2） Sadock, BJ. et al. KAPLAN&SADOCK'S SYNOPSIS OF PSYCHIATRY : Behavioral Science/Clinical Psychiatry. 11th ed. Philadelphia, Wolters Kluwer, 2014, 1472p.
3） 井上令一監修. カプラン臨床精神医学テキスト 第３版：DSM-5 診断基準の臨床への展開. 四宮滋子ほか訳. 東京, メディカル・サイエンス・インターナショナル, 2016, 1672p.
4） 加藤隆弘. "統合失調症における神経免疫とミクログリア". 統合失調症治療の新たなストラテジー. 第２版. 岩田仲生ほか編. 東京, 先端医学社, 2021, 8-14.
5） 加藤隆弘. 「精神分析と脳科学が出会ったら？」第10回：「死の欲動」の生物学的起源－自殺・うつ病のミクログリア仮説. こころの科学. 217, 2021, 105-11.
6） Kato, TA. et al. Are microglia minding us? Digging up the unconscious mind-brain relationship from a neuropsychoanalytic approach. Front Hum Neurosci. 7, 2013, 13.
7） Kato, TA. et al. Anti-inflammatory properties of antipsychotics via microglia modulations : Are antipsychotics a 'fire extinguisher' in the brain of schizophrenia?. Mini Rev Med Chem. 11（7）, 2011, 565-74.

（加藤隆弘）

第**2**章

くすりの処方行動における心の交流

1 服薬コンプライアンス、アドヒアランス

「精神系のくすり」を心の臨床現場で理解するために、大切なことに触れておきましょう。脳に働く向精神薬ですが、医師が処方し患者さんが服用するという処方のやりとりには、さまざまなところで目に見えない心の交流がなされています。本章では、薬にまつわる心の交流とその意義を、不眠・うつ・ひきこもりの架空症例を交えて紹介します。

医療者目線の服薬コンプライアンス

わたしたち精神科医やメディカルスタッフは、「患者さんは処方されている薬を当然のごとく服用している」と思い込みがちです。しかし実際には、いくら処方量を増やしても、次々に新しい薬を投与されてもよくならない患者さんが存在します。実は、こうした患者さんのなかには、処方された薬をきちんと服用していないというケースが存在するのです。処方された薬を指示通り遵守して服薬することを**服薬コンプライアンス**といいます。

わたしたちは、服薬コンプライアンスにつねづね留意しておく必要があります。昼間忙しい患者さんであれば、ついつい昼食後の服薬を忘れるかもしれません。食べ物の好き嫌いと同じように、薬にも好き嫌いがあります。苦みを苦痛に感じる患者さんであれば、苦い薬は飲みたくないでしょう。そもそも、精神疾患をもつ患者さんのなかには、病識が全くない方もまれではありません。こうした患者さんは、自分が病気であるという自覚が乏しいので、当然、服薬を勧めても拒否しがちです。特に、統合失調症や躁状態の患者さんにおいては、「この薬には毒が入っている！」「こんなに元気なのに、なんでわたしに薬が必要なんですか！」といった形で、精神科医やメディカルスタッフを悩ませるのです。

患者さん目線のアドヒアランス

服薬コンプライアンスは医療者目線の言葉ですが、患者目線での服薬しやすさは**アドヒアランス**という言葉で言い表されます。アドヒアランスとは、患者さんが自分の病気を受け入れ、医師の指示に従って積極的に薬を用いた治療を受け入れることです。**患者さんに「この薬は飲みやすい！」と思ってもらえるようにすることは、薬物療法を成功させるうえで肝心です**。アドヒアランス改善のために、1日の服薬回数を1回で済むようにしたり、デポ剤といって毎日内服する代わりに月1回注射を打つことで1カ月間効果が持続したりする薬剤も開発されています。つい最近、日本では、湿布のように貼るタイプの抗精神病薬が登場しました。内服、つまり、お腹の中に薬を入れることに抵抗を示す患者さんは意外に多く、内服を嫌がる患者さんにとって朗報となっています。

処方する医師が心がけるべきポイントがあります。「なぜ、わたしが出した薬をきちんと飲まないのだ！」と患者さんを責める前に、「どうして、わたしが今出している薬をこの患者さんは飲んでくれないのだろう？」と心の中で思い巡らせることが大切です。医師は、症

状や薬効の説明の際に専門用語を用いがちです。「あなたの幻聴には脳内のドパミンをブロックする○○が効きます」といった説明では、患者さんはますます薬を拒否してしまいかねません。患者さん目線で、一人ひとりの苦しんでいる症状を、理解しやすい言葉で共感的に伝え、症状があることによる苦悩を取り除いてくれるという希望を与える説明こそが患者さんの心に響くのです。例えば、注察妄想（人からじろじろ見られていると思う）に苦しんでいる患者さんには、「それはあなたの妄想ですから、この薬で妄想を取り除きましょう」と伝える代わりに、「周りから見られていると思うと苦しくて苦しくて仕方ないですね、今もわたしから見られることでしんどいですね。今回の薬は、そのあなたが苦しいと感じる気持ちの部分を楽にしてくれる薬です。あなたと同じように苦しんでいる方で、この薬を飲んで楽になった患者さんがたくさんいます。多少怖いかもしれませんがトライしてみませんか？」といった声かけが効果的かもしれません。

　次のような患者さんもいます。「本当は飲んでいないんだけど、先生がわざわざ出してくれている薬だから、『いりません』とはおこがましくて言えません」というように、診察室では服用していないことを秘密にして一切語ってくれないケースです。

　日本の教育や診療の場面では、教師も医師も「先生」と呼ばれ、「**先生転移**」「**先生逆転移**」という無意識的な交流が生じがちです。転移・逆転移という言葉は精神分析の用語です。転移とは、今目の前にいる相手に対して無意識的に過去の重要な人を重ねてしまう現象です。逆転移とは、治療者側に生じる患者さんに対する無意識的な反応です。「先生転移」「先生逆転移」とは、元来、学校での教師－生徒関係のなかで培われてきた「教える」－「教えられる」、「叱る」－「叱られる」、「頼られる」－「頼る」、「甘えられる」－「甘える」という一方通行になりがちな関係性が、治療者－患者関係でも展開するという精神分析に基づく考え方です。患者さんに無意識的に生じるものを「先生転移」、治療者に無意識的に生じるものを「先生逆転移」と呼んでいます。これについては、以下に示します。

② 多剤併用における無意識の罠

現在、日本における精神医療の現場では、多剤併用が大きな問題になっています。日本では諸外国と比較して、一人の患者さんに複数の薬を同時に大量に処方する傾向が高いことが国際的な比較調査研究で明らかになりました。多剤併用が生じる原因はさまざまですが、その一因として、筆者は、患者さんと精神科医との処方に際しての「先生転移」「先生逆転移」といった無意識の心の交流が影響しているのではないかと考えています。根強い不眠を訴える患者さんとの関わり方について2つのパターンをマンガとして呈示します。

①多剤併用を促進しがちなアプローチ

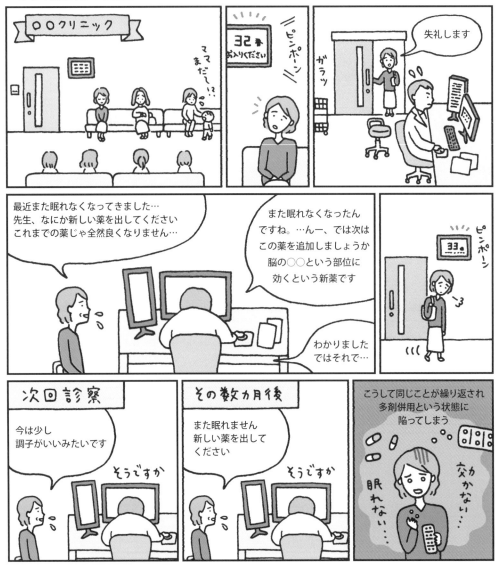

●②多剤併用を予防できるかもしれないアプローチ

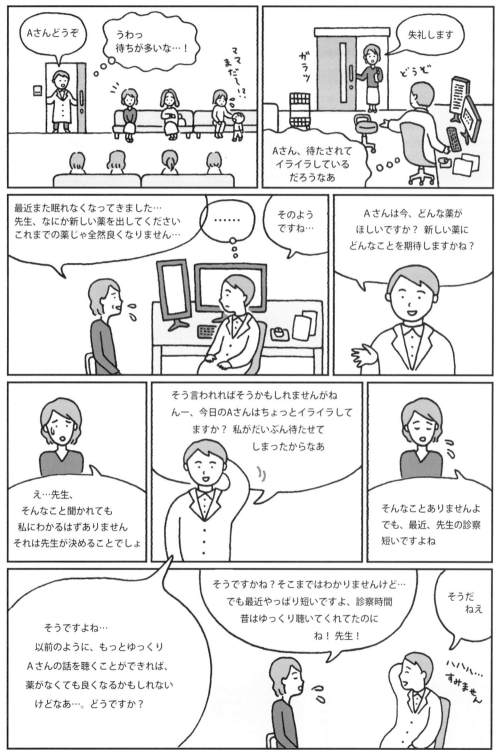

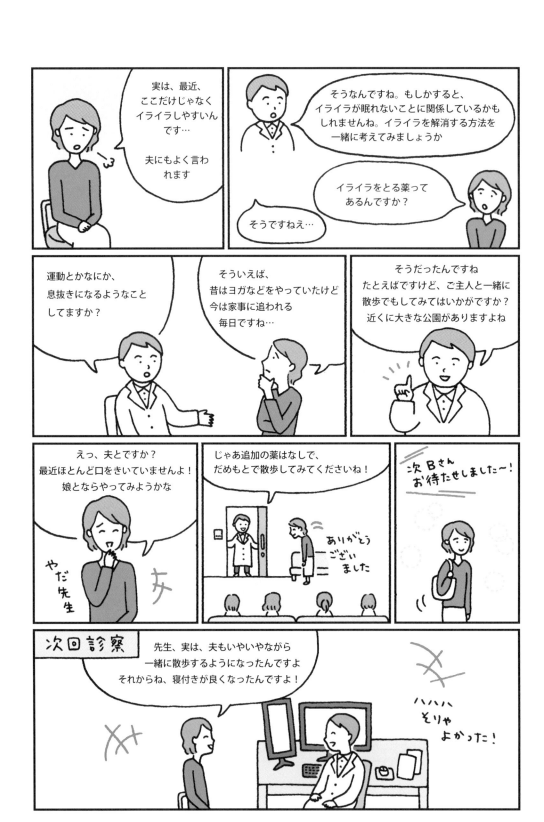

多剤併用を促進しがちなアプローチ

　日本では精神科外来での診察時間が極端に短く、マンガ①のように精神科医が患者さんを大幅に待たせてしまうこともまれではありません。筆者自身も通常行っている外来で似たような状況に追い込まれることがあり、自戒の念を込めて、この架空のエピソードを作りました。長い時間待たされたにもかかわらず、文句一つ言わない患者さんの姿は「先生転移」の状態そのものです。「先生」に遠慮してもの申すことができないのです。他方、「先生逆転移」の状態にある精神科医は、パソコンばかり見ていて、患者さんに対して上から目線で教えることをよしと考えているようです。ですから、あたかも脳内で薬がどのように働くかを完全に知っているかのように「この薬はですね、脳内の……」という教師的態度をとってしまったのでしょう。さらには、短い診察時間に対して精神科医がもつ罪悪感を埋めるために、罪償いとして、我慢したご褒美の飴玉である新しい薬が処方されたのかもしれません。このような「先生転移」「先生逆転移」に基づく処方行動が多剤併用を生む原因の一つとなっているはずです。こうした処方行動が解消されれば、日本における多剤併用の問題が多少は改善するのではないかと筆者は期待しています。おおげさなマンガに感じられたかもしれませんが、多忙な精神科医であれば、1コマくらいは「たしかに昔はこんな態度をとっていたかもしれないなあ」と苦笑する方もいるのではないでしょうか。

多剤併用を予防できるかもしれないアプローチ

　一方、マンガ②は、「先生転移」「先生逆転移」に自覚的になったときの精神療法的な対応です。筆者は、精神科の一般外来では薬物療法を主軸とした臨床を実践しています。他方、精神分析家として毎週決まった時刻に決まった時間（45分）の枠で患者さんの無意識を探求し取り扱う精神分析（的サイコセラピー）も実践しています。薬物療法と精神分析の双方を実践している立場から、最近では、精神分析的理解が薬物療法の実践、特に多剤併用の予防に役立つとの考えに思いいたったのです。

　精神分析では、治療者－患者関係のなかで生じる情緒を積極的に取り扱います。特に無意識や前意識の中に垣間見える怒りや罪意識といったネガティブな情緒を言葉として扱います。マンガ①では、主治医に待たされることにより生じた怒りに対して患者さんは蓋をする態度をとり、治療者は見て見ぬ振りをして教師のようにレクチャーをして飴玉としての薬を与えました。

　精神分析では、患者さんの心の中に生じる「先生」を欲する情緒を面接場面に再現させ、最終的には、その情緒に患者さん自身が気づき、患者さん自身で抱えることができるように支える作業を行います。マンガ②では、「今日のあなたはちょっとイライラしているかなあ……以前のように、もっとゆっくりあなたの話を聞くことができれば薬がなくてもよくな

るかもしれないけどなあ……」とつぶやき、あえて「怒り」を取り扱い、その怒りの種としてこの患者さんが未解決のままもち続けてきた「人間に頼れない」という問題にフォーカスを当てたのです。怒りと依存（dependence）は、この患者さんの人生のテーマであり、その頼れなさは、面接室に限らず、「夫に頼れない」という家庭生活にも及んでいたのです。マンガ②のように、患者さんの不平不満や依存心が治療者との間で直接的に共有され取り扱われたことで、治療者は無意識的（前意識的）に面接時間を短くしてしまったという類いの罪悪感を補うための慰めの薬（依存物）を処方するという即物的な対応に陥らずに済んだのです。

心の移行対象としての薬

『「甘え」の構造』を著した日本を代表する精神分析家であった土居健郎は、米国留学経験などを経て、日本社会には「甘え」という非言語的な依存行動が蔓延していると指摘しています。「甘え」はあまりにも日本社会に馴染んでいるため、わたしたち日本人にはわたしたちが無意識的に行っている「甘え」行動、つまり、言葉にしない依存行動の存在に気づくことが困難なのです。

患者さんに限ったことではありません。精神科医もメディカルスタッフもみな、日本という「甘え」社会の一員として生きています。患者さんの「甘え」欲求に対して、非言語的なモノである「くすり」や即物的なケアで対処しがちなのは、やむをえないことかもしれません。亡き土居であれば、現代のわたしたちに「『甘え』こそが多剤併用の日本社会を生んでいるんだぞ！」と説教してくれるかもしれません。

英国の小児科医であり精神分析家であったドナルド・ウィニコット（Winnicott, D.W.）は、母子関係における依存に着目し、「対象の使用」という概念を提唱しています。ウィニコットは、患者さんにモノとしての満足を与える「対象としての母親」的な治療者の役割だけでは不十分であると言及しています。「対象としての母親」を超えて、即物的な満足を与えるだけではない「環境としての母親」でもあり続けることの意義を主張しています。

「環境としての母親」とは、赤ちゃんが泣いても叫んでも噛みついても、逃げずにそばに居続ける母親のことです。こうした能力を「抱えること・ホールディング（holding）」といいます。つまり、「環境としての母親」的な治療者には、どうにもならない状況において罪悪感といった逆転移に基づく感情にさらされながらも踏みとどまり続けることが求められます。**即物的に依存できるモノを求める患者さんに対して、すぐにモノ（薬）を差し出すのではなく、マンガ②の治療者のように頼りたくなる情緒を取り扱うという試みは、困難ですが、多剤併用を予防するために治療者が身につけたい術です。**

ウィニコットは「移行対象（transitional object）」というものを提唱しています。母親の代理になるようなぬいぐるみといった中間的なモノや言葉を介して絶対的な母親への依存

から徐々に分離独立していくことが心の成熟過程であるように、薬も「移行対象」なのです。マンガ②のように、いつまでも薬を求め続ける患者さんに対して治療者が「**ん……困ったねえ……今日出す薬はね、わたしだと思って、どうしようもないときに飲んでみませんか……**」という対応は、薬を移行対象として使う活用例です。ただし、こうした対応は、治療者に陽性の転移感情をもっている場合にはプラセボとして効果絶大ですが、陰性の転移感情が強い状況では逆効果という危険もあります。いずれにしても、ただ薬を処方するのではなく、処方の際に心理的側面にも配慮した面接をこなしていくなかで、患者さんにとって、いつしか薬が、そして治療者の言葉が移行対象（治療者の代わり）となり、最終的に治療者とのほど良い関係が患者さんの心の中に内在化され、薬だけに頼ることなく、家族や社会にほどよく「甘え」られる居場所を得て、一人の人間として回復することが期待されます。

MEMO
_____
_____
_____
_____
_____
_____
_____
_____
_____
_____
_____
_____
_____
_____

❸ 新型／現代型うつ、社会的ひきこもり

❮ 新型／現代型うつ ❯

　近年、うつ病診療において注意すべきことがあります。従来、日本におけるうつ病といえば、勤勉・生真面目に仕事や家事をこなしてきた方が頑張った挙げ句に些細な失敗などを契機として発症するメランコリー親和型のうつ病でした。こうした方々は、抑うつ気分や意欲低下で苦しんでいても自ら精神科を受診することはまれで、うつ病と診断されることを否定しがちでした。他方、近年、特に若年層に見受けられるのは、インターネット上のうつ病関連サイトのチェックリストを自ら実施し、自ら精神科クリニックを積極的に受診し、「先生、わたしはこの項目の5つの症状があるのでうつ病です。SSRI を出してください！ 休職の診断書もお願いします」というようなケースです。こうした方々は、正式な医学用語ではありませんが「**新型うつ**」「**現代型うつ**」と呼ばれています。学校や職場では気分の落ち込みを呈しますが、それ以外の場所ではわりと快活に生活できるという特徴があります。

　「新型／現代型うつ」の元になっているのは、精神病理学者であった樽味 伸が 2005 年に提唱した「ディスチミア親和型うつ病」です。樽味はその病前性格（ディスチミア気質）として、①もともと勤勉ではない、②社会におけるヒエラルキーや階級を毛嫌いしたり避けたりする、③社会的な役割のない状態を好む、④他罰的傾向、⑤漠然とした万能感、といった5つの特徴を挙げています。こうした特徴は、「新型／現代型うつ」の方々にとどまらず、現代人に共通する気質かもしれません。樽味は、「従来のメランコリー親和型うつ病では抗うつ薬が効果的だが、ディスチミア親和型うつ病では抗うつ薬の効果が出にくい」と言及しています。いまだ十分なエビデンスはありませんが、うつ病といえどもタイプや性格の違いによって、抗うつ薬への反応が異なる可能性があります[1]。そもそも、ディスチミア親和型うつ病を ICD／DSM に基づく「うつ病（大うつ病）」といってよいかというと、そうではありません。うつ病の診断には、本人の訴えだけではなく、家族や同僚など周りの人たちの観察や、診察する担当医による見立てが何より重要です。本人が「自分はうつ病なので抗うつ薬をください」と言うだけで、簡単に抗うつ薬が処方されているとすれば大問題です。しかし、多忙を極める精神医療の現場においては一人ひとりの患者さんに対する診察時間は限られており、特に初期段階において「新型／現代型うつ」か否かのタイプ分類は難しいというのが正直なところです。

　筆者らは「新型／現代型うつ」の病前性格を簡便に把握するための自記式質問票（TACS-22）を開発しました。22 項目の質問から構成され、不平不満・社会的役割の回避・自己肯定感の低さ、という3つの因子から成り立っています。「新型／現代型うつ」の方々は愚痴が多く自己主張ばかりして、都合が悪くなるとすぐに逃げる人と思われがちです。しかし、筆者らの研究で明らかになったのは、**彼・彼女らの多くが低い自尊心に苛まれていた**ということです。樽味はこうした方々に対しては抗うつ薬では効果不十分であると言及しており、それは筆者も同感です。**心理社会的支援として復職プログラム（リワーク）や、専門的なサ**

イコセラピー、特に集団での課題を解決しうるグループサイコセラピーの導入などが推奨されます。

社会的ひきこもり

　社会的ひきこもりは6カ月以上にわたり、社会参加を回避し、自宅にこもり続けている状況です。こうした状況にある人の数は、現在国内で100万人を超え、大きな社会問題となっています。ひきこもりは日本の文化社会に根ざした心理社会的な側面ばかりが注目されてきましたが、その多くが精神疾患を併存しています。

　精神疾患を併存している場合には薬が効果的なことがあります。ただし、薬だけでは解消が難しいケースが多いのです。筆者は「新型／現代型うつ」がひきこもりの出発点の一つと捉えています。実際、「新型／現代型うつ」のような状態を呈して学校や仕事を辞めてしまい、自宅に長期ひきこもってしまうケースが時折見受けられます。こうした場合、心理療法と薬物療法の併用が効果を発揮することがあります。例えば、以下のような症例です。

症例：大学在学中からひきこもりとなった30歳代前半の男性

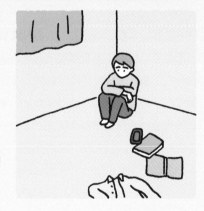

　30歳代前半の男性。大学在学中にレポートの提出の遅れを担当教官に注意されたことで気分の落ち込みとイライラが出現し、学校に行かなくなり自宅にこもるようになった。半年後、久しぶりに学校に行こうとすると注目されているように感じてひどく緊張して、教室に入ることに強いストレスを感じるようになった。徐々に教室以外の場所でも緊張を感じ、学校だけでなく外出自体に苦痛を感じるようになり、再び自宅にひきこもるようになった。

　大学を中退して5年が経過したころから、卒業した同級生がSNS上で仕事の話をしているところを見て、将来に悲観的になり気持ちの落ち込みを感じるようになった。体のだるさを常に感じて、睡眠は浅くなり夜に寝ても眠気を感じて日中もずっと寝ている状態だった。人の少ない夜中に外出をしてひきこもり状態から脱しようとするがうまくいかず、自分に価値がないと感じて希死念慮を自覚するようになった。インターネット上で「死にたい」と書いているのを同居の両親が発見し、両親に連れられて精神科クリニックへ初診となった。

　両親同席の診察室では黙り込み自分からはほとんど話さなかったが、両親退席後の一対一の面接場面では「仕事もせずにひきこもりで両親に迷惑をかけている」と自分の思いを口にして、

涙した。診断評価のための面接やいくつかの心理検査を行い、うつ病・社交不安障害・回避性パーソナリティ障害および病的ひきこもりの診断のもとで、対人緊張を和らげるために、レクサプロ®（エスシタロプラム）10mg を開始するとともに、心理職による個人カウンセリングを開始した。

　月 1 回程度の受診間隔であったが、拒否することなく受診とカウンセリングを続け、半年が経過するころから自分一人で受診するようになった。心理面接では前向きな発言がみられるようになった。あらためて薬について尋ねると「最初の 1 週間は先生から伝えられたように吐き気が出たけど、10 日くらいしたら楽になるからと言われたのを信じて飲み続けていたら、吐き気が収まりました。飲み続けていると気が楽になるように感じて毎日飲んでいたら、いつのまにか外出しても怖く感じることが減ってきました」と語った。週数回の外出ができるようになったところで、ひきこもり者向けのグループサイコセラピーに入ってもらった。ひきこもりのつらさを共感してくれる仲間を得て、仲間が就労していく姿が刺激になり、自ら就労移行支援事業所への通所を希望した。通所して 1 年半後には就職でき、今も通院と内服を続けながら仕事を続けている。

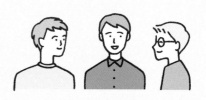

　ひきこもりに限ったことではありませんが、この架空の症例のように、**薬物療法、心理療法、そして、ソーシャルサポートをうまく組み合わせる**ことで、効を奏する場合が少なくありません。もっぱら薬だけを処方している精神科医であれば心理社会的アプローチの導入を検討することで、逆にもっぱらサイコセラピーを行っている心理職であれば精神科医と連携して薬物療法も併せて導入することで、治療上の困難が打開されるかもしれません。実際、2020 年 10 月号の World Psychiatry 誌（精神医学の世界でもっともインパクトファクターの高い国際学術誌）には、うつ病治療を安定化させるためには精神療法と薬物療法の併用が効果的であるというエビデンスが紹介されています [2]。

4 薬がつなぐ脳の世界と心の世界

　筆者は、心と脳と社会とのつながりを図1[3]のように考えています。それぞれのつながりはいまだ十分には解明されておらずミッシングリンクだらけですが、将来的にはきっとそれぞれの多層的な世界のつながりが証明される時代がくるはずです。薬による脳へのアプローチはわたしたちの心の世界を動かし、社会行動にポジティブな影響を与えます。そして、心へのアプローチはわたしたちの脳への働きを介して心を変容させ、外的にも内的にも心地よい居場所が築かれるようになります。より良い支援を患者さんに提供するために、ぜひ多層的な脳と心の世界をイメージしながら支援を実践していただければと願っています。

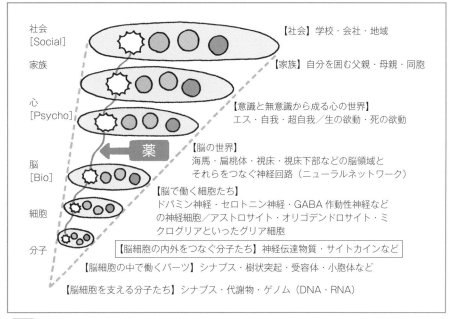

図1 薬がつなぐ脳の世界と心の世界（文献3を参考に作成）

引用・参考文献

1) Setoyama, D. et al. Personality classification enhances blood metabolome analysis and biotyping for major depressive disorders : two-species investigation. J Affect Disord. 279, 2021, 20-30.
2) Furukawa,TA. et al. Initial treatment choices to achieve sustained response in major depression : a systematic review and network meta-analysis. World psychiatry. 20 (3), 2021, 387-96.
3) 加藤隆弘. "バイオ・サイコ・ソーシャルモデル：脳科学と精神分析との融合モデルによる未来の精神医学". 精神疾患とその治療. 加藤隆弘ほか編. 東京, 遠見書房, 2020, 261-7 (公認心理師の基礎と実践, 22).
4) Kato, TA. et al. Development and validation of the 22-item Tarumi's Modern-Type Depression Trait Scale : Avoidance of Social Roles, Complaint, and Low Self-Esteem (TACS-22). Psychiatry Clin Neurosci. 73 (8), 2019, 448-57.
5) 加藤隆弘. "転移：逆転移を扱う精神分析の立場から処方行動を考える". こころの科学. 203, 2019, 33-9.
6) 加藤隆弘. "日本での集団精神療法実践における「先生転移」の功罪（序論）". 集団精神療法. 32, 2016, 45-51.
7) 加藤隆弘. "『先生転移』に潜む罪悪感の取り扱い". 罪の日本語臨床. 北山修ほか編. 大阪, 創元社, 2009, 202-16.

8) 加藤隆弘. "日本語臨床における「先生転移」の功罪：見るなの禁止の世界を超えて". 北山理論の発見：錯覚と脱錯覚を生きる. 妙木浩之ほか編. 大阪, 創元社, 2015, 71-91.

9) 土居健郎. 甘えの構造. 東京, 弘文堂, 1971, 328p.

10) Winnicott, DW. et al. Playing and Reality. London, Routledge, 1971, 232p.

11) D.W. ウィニコット. 遊ぶことと現実：改訳. 橋本雅雄ほか訳. 東京, 岩崎学術出版社, 2015, 256p.

12) 加藤隆弘. みんなのひきこもり：つながり時代の処世術. 京都, 木立の文庫, 2020, 224p.

13) 中井久夫. 新版 精神科治療の覚書. 東京, 日本評論社, 2014, 344p.

14) Nakagami, Y. et al. A call for a rational polypharmacy policy: international insights from psychiatrists. Psychiatry Investigation. 18（11）, 2021, 1058-67.

（加藤隆弘）

MEMO

第3章

よく処方される精神系のくすりについて知ろう！

1 抗精神病薬

抗精神病薬の歴史

抗精神病薬は、主に統合失調症における幻覚妄想状態、精神運動興奮、過度な不安や焦燥感などに対して用いられる薬剤です。**現在では統合失調症に限らず双極性障害の躁病相、うつ病相そしてうつ病治療の増強療法、小児の自閉スペクトラム症の易刺激性など、さまざまな疾患に適応の承認が得られています。**適応外でも成人の易刺激性やせん妄、認知症の周辺症状（BPSD；behavioral and psychological symptoms of dementia）に用いられるなど、幅広く使われています。

世界初の抗精神病薬は 1950 年に抗ヒスタミン薬として合成されたクロルプロマジン（コントミン®、1955 年日本発売）でした。この時代の精神科治療といえば、マラリアに感染させ発熱させるマラリア療法（1927 年ノーベル賞受賞！）、強制的に低血糖昏睡状態を誘発させるインスリンショック療法、脳葉を外科的に手術するロボトミー（1949 年ノーベル賞受賞！）など、侵襲的で今振り返ると非人道的ともいえる治療のオンパレードでした。そのようななか、クロルプロマジンが開発されます。これまでの治療を考えるとどれだけ画期的であったか、ご理解いただけると思います。

クロルプロマジンはフランスの医師（外科医！）ラボリによって麻酔補助薬として用いられました。ラボリはクロルプロマジンの鎮静作用に加え、精神症状への作用に注目します。実際に躁病の患者さんに用いられると、その成果は翌年にはヨーロッパ全土に広まり、精神疾患の治療に使われるようになりました。その後、抗精神病薬の研究が進められ、1957 年にはハロペリドール（セレネース®、1964 年日本発売）が開発されました。次第に抗精神病薬の作用機序の解明も進み、1960 年代には抗精神病薬がドパミンに関与することなどがわかってきました。こうして、ドパミン神経の過剰興奮が統合失調症の原因と考えるドパミン仮説が提唱されます。現在にいたるまでほとんどの抗精神病薬はドパミン D_2 受容体遮断作用を持っています。このころのドパミン仮説に基づき開発された薬剤を**第一世代抗精神病薬**（FGA；first generation antipsychotics、定型抗精神病薬や従来型抗精神病薬ともいう）といいます。

第一世代抗精神病薬は優れた抗幻覚妄想作用をもち、入院中心だった精神科治療は外来中心に大きく舵を切ることになりました。一方で、錐体外路症状（ふるえ、ふらつき、アカシジア、ジスキネジア、ジストニアなど）や高プロラクチン血症（月経異常、乳汁分泌、女性化乳房）、統合失調症の陰性症状を悪化させる場合があるなど、多くの副作用の出現が問題となったのです。

1961 年、クロザピン（クロザリル®、2009 年日本発売）という錐体外路症状がほとんど出現しない抗精神病薬が開発されました。当時、クロザピンは無顆粒球症という致死的な副作用が 1％の確率で出現したため、日本で発売されることはありませんでした。しかし、セロトニン 5-HT$_{2A}$ 受容体遮断作用が注目されるようになり、1982 年にはクロザピンをヒン

トにセロトニン 5-HT$_{2A}$ 受容体遮断作用およびほかの多くの受容体に作用するオランザピン（ジプレキサ®、2001 年日本発売）が、1985 年にはクエチアピン（セロクエル®、2001年日本発売）が開発されました。これらは MARTA（multi-acting receptor targeted antipsychotics、多元受容体標的抗精神病薬）と呼ばれます。1984 年にはドパミン D$_2$ 受容体遮断作用とセロトニン 5-HT$_{2A}$ 受容体遮断作用を中心としたリスペリドン（リスパダール®、1996 年日本発売、日本初の第二世代抗精神病薬）が開発されました。いずれも副作用の軽減とともに、感情鈍麻・無為自閉といった陰性症状への作用も期待した薬剤です。これらの抗精神病薬は第二世代抗精神病薬（SGA；second generation antipsychotics、非定型抗精神病や新規抗精神病薬ともいう）と呼ばれ、現在の抗精神病薬選択の中心となっています。また、クロザピンの流れとは別にドパミン放出を制御する薬剤として、1987 年にアリピプラゾール（エビリファイ®、2006 年日本発売）が開発されました。アリピプラゾールと、その後に発売されたブレクスピプラゾールをあわせて第三世代抗精神病薬と呼ぶこともあります。本書では便宜上、1980 年以前に発売された薬剤を第一世代抗精神病薬、1980年以後に発売された薬剤を第二世代抗精神病薬と呼ぶことにします。

コラム　修正型電気けいれん療法（mECT；modified electroconvulsive therapy）

　電気けいれん療法（ECT）は、インスリンショック療法やロボトミーなどと同じく 1930 年代に行われ始めました。インスリンショック療法やロボトミーが廃れたのに対し、ECT は薬剤抵抗性の幻覚妄想状態、希死念慮が切迫するような重度の抑うつ状態や躁状態にも抜群の効果があります。ECT は脳に電気刺激を与え、人工的にてんかん発作を起こさせるものですが、従来型の ECT では同時に全身のけいれん発作も生じたため、患者さんはバタバタとけいれんし、ひどいときは骨折や歯牙の損傷をきたすこともありました。覚醒したままの状態で頭部に電気ショックを受ける患者さんの恐怖は計り知れないものだったことでしょう。そこで、1950 年代以降、麻酔科医とともに全身麻酔下で筋弛緩薬を併用して行うという「修正」が加えられました。これにより、無けいれんでの治療が可能になり、また患者さんにとっても眠っている間に治療が終わるので、苦痛の軽減につながりました。

　日本でも 2002 年に初めての電気けいれん療法マニュアルが作成され、普及しています。現在の mECT は過去のけいれんを伴う ECT に比べ、格段に安全に行うことができるようになり（致死的な副作用の頻度は薬物療法より少ないともいわれます）、最後の切り札として実施されています。

受容体からみた抗精神病薬の作用と副作用 （図1）

　抗精神病薬の基本的な作用は、**中脳辺縁系でのドパミン D_2 受容体を遮断することで、過剰なドパミン刺激を抑制します。** これにより幻覚妄想状態など陽性症状に対する抗精神病作用を発揮するといわれています。しかしドパミン受容体は中脳辺縁系以外にも存在します。中脳皮質系のドパミン遮断では意欲低下や感情鈍麻、黒質線条体系ではパーキンソン症状、漏斗下垂体系では高プロラクチン血症などの副作用が出現します。

　第二世代抗精神病薬はセロトニン 5-HT_{2A} 受容体も遮断します。多くはドパミン受容体よりセロトニン受容体に対する結合能が高くなっています。セロトニン 5-HT_{2A} 受容体の遮断はドパミン放出を促進します。その後、ドパミン受容体が遮断されますが、ドパミン量は増えているので副作用は軽減されます。抗精神病作用を示す中脳辺縁系ではセロトニン受容体が他部位より少ないため抗精神病作用は保たれる、という具合です。

　そのほか、抗精神病薬はアドレナリン α_1 受容体やヒスタミン H_1 受容体、ムスカリン M_1 受容体などにも結合します。そのため α_1 受容体遮断では鎮静や起立性低血圧が、H_1 受容体遮断では鎮静や体重増加が、M_1 受容体遮断では口渇や便秘、イレウスなど抗コリン作用が副作用としてみられます。

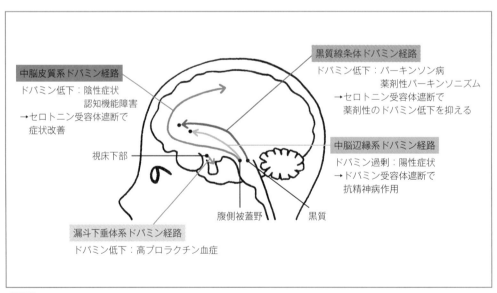

図1 ドパミン経路からみた抗精神病薬の作用と副作用

セロトニン神経刺激は黒質線条体系と中脳皮質系のドパミンを減らす役割をもつ。抗精神病薬のセロトニン受容体遮断作用により、セロトニン神経の働きを減弱させることで、中脳皮質系のドパミンを増やし、陰性症状や認知機能障害に効果を示す。ドパミン受容体遮断作用とセロトニン受容体遮断作用により、黒質線条体系のドパミン量に変化はない。

第二世代抗精神病薬の種類（表1）

■■■SDA（serotonin-dopamine antagonist、セロトニン・ドパミン拮抗薬）

主にセロトニン受容体とドパミン受容体を遮断します。ドパミン遮断作用による陽性症状に対する効果に優れています。ドパミンを中心に遮断するため、第二世代抗精神病薬のなかでは錐体外路症状や高プロラクチン（PRL）血症が副作用として比較的目立ちます（第一世代抗精神病薬に比べると副作用は軽減されています）。しかし、セロトニン遮断作用も併せもつため、陰性症状への効果が期待できます。

受容体への親和性は以下の通りです。

- リスペリドン・パリペリドン：セロトニン受容体＞ドパミン受容体
- ブロナンセリン：セロトニン受容体＜ドパミン受容体
- ルラシドン：セロトニン受容体≒ドパミン受容体

ブロナンセリンはドパミン受容体への親和性がより高いため、DSA（dopamine-serotonin antagonist）と呼ばれることもあります。

■■■MARTA（multi-acting receptor targeted antipsychotics、多元受容体標的抗精神病薬）

ドパミン、セロトニン受容体だけでなく、多くの受容体に作用する薬剤です。抗精神病作用だけでなく、抗うつ作用や抗不安作用も併せもつことが知られています。アドレナリンα_1受容体やヒスタミンH_1受容体への作用もあり、鎮静作用が強いのも特徴です。そのため、抗精神病作用に加えて鎮静や不眠に対する作用を期待して使用されることもあり、過鎮静に注意が必要です。月経異常などの高プロラクチン血症がみられることは比較的少ない薬剤群ですが、体重増加や血糖異常など代謝系の副作用が知られています。このためクエチアピン、オランザピンは糖尿病の方には禁忌となっており、使用できません。クロザピンも本来は糖尿病の方に使用しづらい薬剤ですが、治療抵抗性統合失調症への治療薬であるため、医師の判断で慎重に服薬することもあります。

表1 第二世代抗精神病薬の種類

SDA	リスペリドン、パリペリドン、ペロスピロン、ブロナンセリン、ルラシドン
MARTA	クエチアピン、オランザピン、アセナピン、クロザピン
DPA	アリピプラゾール
SDAM	ブレクスピプラゾール

■■■DPA（dopamine partial agonist、ドパミン受容体部分作動薬）

ドパミン部分作動薬としての作用をもち、ドパミンの量が少ないときには増やし、ドパミンの量が多いときには減らす、不思議な薬剤です。DSS（dopamine system stabilizer）とも呼ばれます。全体として副作用が軽減されており使いやすい薬剤ですが、アカシジアが出現しやすく不眠が誘発されることもあります。

■■■SDAM（serotonin-dopamine activity modulator、セロトニン・ドパミンアクティビティモジュレーター）

アリピプラゾールの改良薬です。アリピプラゾールはドパミン刺激作用をもつために興奮や不眠、アカシジアを生じやすい薬剤でした。ドパミン刺激作用をやや抑えることで副作用の出現が改善されています。ドパミンだけでなくセロトニンの量も調整します。

抗精神病薬の副作用（図2）

抗精神病薬全般に起こりうる副作用を説明します。まれであっても重篤なものも含まれますので、ぜひ知っておきましょう。

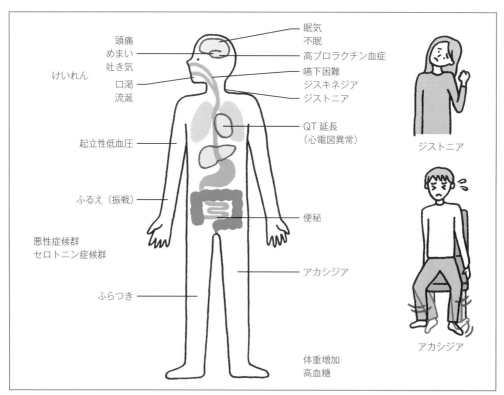

図2 抗精神病薬の副作用

■■■錐体外路症状

黒質線条体系のドパミン受容体を遮断することで出現します。運動が減少する薬剤性パーキンソニズム、運動が増加するアカシジア、ジスキネジア、ジストニアなどがこれに当たります。

●薬剤性パーキンソニズム

薬剤が原因でパーキンソン症候群を引き起こしている状態です。振戦、筋強剛、前かがみ歩行や小刻み歩行などの歩行障害などがみられます。「動作が遅くなった」「表情が少なくなった」「手がふるえる」「手足が動かしづらい」「ふらつく」「歩幅が狭くなる」「最初の1歩が出ない」「歩きだすと止まれず、少しずつ早足になる」などがこれに当たります。服薬開始から数日～数週間以内に起こることが多いですが、まれに1年以上の服用後でも出現するようです。

対処としては原因薬剤の減量・中止が基本です。一時的に抗コリン薬を併用することもあります。抗精神病薬を中止できない場合も多く、そのときは第一世代抗精神病薬よりも第二世代抗精神病薬のほうが出現しづらいので、第二世代抗精神病薬を選びます。原因薬剤の中止で数カ月以内に改善する場合がほとんどです。

●アカシジア [1]

静座不能ともいわれます。服薬開始や増量、中止後2～3週間以内に生じる急性アカシジアと、服薬開始から数カ月～数年経って生じる遅発性アカシジアがあります。そわそわと落ち着かず、足がむずむずし、座っていられずに歩き回ってしまいます。

同様の症状が不安焦燥などの精神症状で起こる場合があります。アカシジアでは動き回ることで症状が軽減しますが、精神症状で動き回る場合、症状はあまり軽減されません。

対処法として原因薬剤の減量、変更とともにβ遮断薬（プロプラノロール）や中枢性抗コリン薬（ビペリデン、トリヘキシフェニジル）、ベンゾジアゼピン系薬剤（ジアゼパム、クロナゼパム）などで対応する場合があります。一般にSDAよりもMARTAのほうがアカシジアは生じにくいとされています。

●ジスキネジア

自分の意思に関係なく体の一部（口唇や舌、手指など）が動いてしまう不随意運動の一つです。口唇に多い印象ですが、繰り返し唇をすぼめたり、口唇や舌などをクチャクチャと動かしたり、手を絶えず動かしたりなど、さまざまな部位の不随意運動がみられます。特に投薬開始から数カ月以上経って（時に10年以上のことも）出現する遅発性ジスキネジアは難治性となることもあります。

まずは出現させないこと、そして出現した場合も早期発見・早期対応に努める必要があります。第一世代抗精神病薬よりも第二世代抗精神病薬のほうがジスキネジアの頻度は少ないとされます。

●ジストニア

特定の筋肉に持続的な緊張が生じることです。ずっと右を向き続ける（痙性斜頚）や、眼球偏位（眼球上転など）といった奇異な姿勢になってしまいます。遅発性ジスキネジアと同様に難治です。出現させないことが重要です。

■■■高プロラクチン（PRL）血症

漏斗下垂体系のドパミン受容体を遮断することにより下垂体からのプロラクチン放出が増加し、高プロラクチン血症となります。プロラクチンは乳汁分泌ホルモンです。授乳中に妊娠すると母体への負担が大きいため、生理現象として授乳中は月経が止まり、妊娠しないようになっています。高プロラクチン血症になると乳汁分泌が起こり、月経不順や無月経となります。男性では乳汁分泌や女性化乳房（胸にしこりを感じる程度のことも）、性機能障害（勃起障害や射精障害）を認めることがあります。

■■■代謝異常

第二世代抗精神病薬は副作用が少ないという面で第一世代より明らかに優れていますが、第二世代にも副作用はあります。特に知られているのが代謝系の副作用です。食欲亢進、体重増加、糖代謝異常、糖尿病などが生じることがあります。特にクエチアピン、オランザピンは糖尿病患者には禁忌です。

■■■過鎮静

アドレナリンα₁受容体やヒスタミンH₁受容体の遮断作用により鎮静作用をもつ薬剤があります。これらは睡眠に対する作用を期待する場合もありますが、投与量が多すぎると過鎮静となります。眠気、ふらつき、倦怠感などで自覚されます。

いくら「患者さんのために」と思っても、薬物療法のために日常生活が障害されることがあってはいけません。また、転倒による骨折や頭部外傷などのリスクも上がってしまいます。急性期に十分な休養が取れない場合、精神運動興奮が著しく自傷他害の恐れがある場合など、一時的に鎮静が必要なケースもありますが、症状が改善した後は現在の状況にあった用量へ薬剤調整をしなければなりません。

■■■抗コリン離脱

アセチルコリンM受容体遮断作用をもつ薬剤（特にオランザピンなどのMARTA）では、服薬の減量・中止時に徐々に減らしていくことが必要になります。アセチルコリンは副交感神経の調整を行いますが、服薬の急な中止により、抑えられていたアセチルコリン受容体の作用が強く出すぎてしまい、嘔気、下痢、不眠、頭痛、不安、イライラなど多彩な副作用として出現する恐れがあるためです。

■■■悪性症候群 [2)]

　まれですが、特に致死的な副作用です。詳細な発症機序は不明ですが、ドパミン神経系が関与していると考えられています。向精神薬（主に抗精神病薬）の開始、増量、変更、中止などに伴い、多くは1週間以内に、下記のような多彩な症状を呈します。

- 発熱（時に高熱）　・発汗　・意識変容
- 錐体外路症状（手足のふるえ、身体のこわばり、筋強剛、発語困難、流涎、嚥下困難など）
- 自律神経症状（動悸、頻脈、頻呼吸、血圧上昇、尿閉など）
- 横紋筋融解症（筋痛、高 CK〈クレアチンキナーゼ〉血症、ミオグロビン尿など）

　時に急性腎不全、代謝性アシドーシス、DIC（播種性血管内凝固症候群）を合併し、死にいたります。

　多彩な症状を呈するため、「この症状があれば絶対に悪性症候群」とは言いづらいですが、**日々患者さんと接するなかで様子に何らかの変化があるときは、頭の片隅に必ずとめておいてください**。急激な抗精神病薬の増量、脱水、過飲水、低栄養、疲弊、昏迷、著しい精神運動興奮、家族歴などがリスク因子と考えられています。

　悪性症候群の場合（強く疑われる場合も含む）は、すべての向精神薬を速やかに中止し、輸液や呼吸管理などの全身管理および必要に応じてダントロレンの投与を行います。

アドレナリンと抗精神病薬の併用

　副作用ではありませんが、抗精神病薬とアドレナリンを併用すると、アドレナリン反転という急激な血圧低下をきたす恐れがあるため、日本ではアドレナリンが併用禁忌となっている抗精神病薬がほとんどです。ただし抗精神病薬内服中のアナフィラキシーショックに対するアドレナリンの併用は、生命の危険があるため使用が認められています。

コラム　精神科の入院形態

　精神科では、入院による治療や保護が必要にもかかわらず、症状のため本人の病識が乏しく同意が得られないことがまれではなく、強制的な入院を余儀なくされることがあります。人権遵守の観点から、精神科への入院は精神保健福祉法（精神保健及び精神障害者福祉に関する法律）で規定され、本人の同意を得た「任意入院」、精神保健指定医1名の入院の必要性の判断と家族の同意を得た「医療保護入院」、自傷他害の恐れがあり精神保健指定医2名の入院の必要性の判断による「措置入院」、自傷他害の恐れがあり精神保健指定医1名の入院の必要性の判断による72時間以内の「緊急措置入院」、精神保健指定医1名の入院の必要性の判断があるが家族と連絡が取れない場合などの72時間以内の「応急入院」があります。患者さんの治療コンプライアンスを知るうえでも重要な項目ですので、確認するようにしてください。

◾ 抗精神病薬〈第一世代抗精神病薬：フェノチアジン系〉

世界初の抗精神病薬。今も睡眠薬として利用されている

① クロルプロマジン塩酸塩

商品名：コントミン®、ウインタミン®

【適応】統合失調症、躁病、神経症における不安・緊張・抑うつ、
　　　　悪心・嘔吐、吃逆、破傷風に伴うけいれん、麻酔前投薬、
　　　　人工冬眠、催眠・鎮静・鎮痛剤の効力増強

【用量】精神科領域では、通常1日50～450mgを分割経口投
　　　　与。年齢、症状により適宜増減

【剤型】錠剤、細粒剤、注射剤

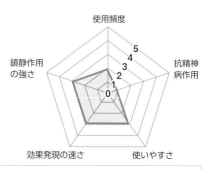

処方のポイント
- 世界初の抗精神病薬。抗精神病薬の等価換算（CP換算）の基本。
- 鎮静作用をもつ。
- 現在も睡眠薬の代わりとして使用されている。

この薬は なぜ処方 されている？

　世界で最初に開発された抗精神病薬です。もともと抗ヒスタミン薬として開発された経緯もあり、抗精神病作用に加えて、鎮静作用が強い薬剤です。さまざまな効果効能をもちますが、副作用面の問題から、最近は抗精神病作用を期待して使われることはほとんどありません。**鎮静作用を利用して睡眠の改善目的に使用することが多く、この点ではいまだ現役です。**睡眠改善のための使用は12.5～100mg程度が多いようです。

看護師&心理職などが知っておきたい 副作用

　鎮静は期待する作用であるとともに副作用でもあり、**過鎮静**に注意が必要です。過鎮静は、日中の傾眠やだるさにつながります。また、錐体外路症状（手足のふるえ、体のこわばり、歩きにくさなど）や高プロラクチン血症（月経異常、乳汁分泌、女性化乳房など）の出現にも注意しましょう。

　クロルプロマジンは世界初の抗精神病薬のため、ほかの抗精神病薬と比較する際にCP換算（クロルプロマジン換算）といって用量とドパミン受容体に対する強さを比較するための力価の基準に用いられます。「今は抗精神病薬を3剤併用しているけど、CP換算で1,000mgを超えているね。抗精神病薬の量が多すぎるんじゃないの？」などといった使い方です。CP換算がそのまま抗精神病薬の効果を表す、というわけにはいきませんが、効果や副作用の起こりやすさのだいたいの目安になります。

■1 抗精神病薬 〈第一世代抗精神病薬：フェノチアジン系〉

コントミン® よりも強い鎮静作用

② レボメプロマジンマレイン酸塩

商品名：レボトミン®、ヒルナミン®

ジェネリック：レボメプロマジン

【適応】統合失調症、躁病、うつ病における不安・緊張
【用量】通常成人1日25〜200mgを分割経口投与。年齢、症状により適宜増減
【剤型】散剤、細粒剤、顆粒剤、錠剤、注射剤

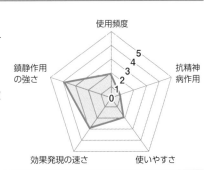

処方のポイント
・強い鎮静作用に期待。
・第一選択薬としては使用されない。
・過鎮静や錐体外路症状など副作用に注意が必要。

この薬は なぜ処方 されている？

　クロルプロマジンに類似した薬剤ですが、**抗ヒスタミンH$_1$作用、抗アドレナリンα$_1$作用がより強く、鎮静作用が強い**です。抗幻覚妄想作用は弱いです。第二世代抗精神病薬が主役となった現在では、抗精神病作用よりも鎮静作用を期待して使われています。統合失調症に限らず、躁状態やうつ状態、そのほかの病態で起こる比較的不眠の強い人に使われるという印象です。クロルプロマジンの最も用量の少ない錠剤は12.5mgですが、レボメプロマジン

は 5mg から選択でき、**用量を調整しやすい**と考えます。5 ～ 50mg 程度を睡眠改善のために使用します。

看護師&心理職などが知っておきたい 副作用

　鎮静作用が強い薬剤のため、日中の過鎮静に注意が必要です。また、第二世代抗精神病薬に比べて錐体外路症状（手足のふるえ、体のこわばり、歩きにくさなど）が起こりやすいとされます。ふらつき、ふるえ、流涎、こわばりなどに注意します。

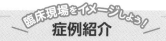

症例紹介

▶ レボトミン® の鎮静作用が効果的だったうつ病の女性

　抑うつ気分、不安、不眠を主訴に受診した 30 歳代後半の女性。うつ病の診断で SSRI にて加療され抑うつ気分はある程度改善しましたが、不眠が強く残り、入眠困難、中途覚醒を認めていました。複数のベンゾジアゼピン系睡眠薬を試しましたがよくならず、レボトミン® 5mg に変更したところ、入眠、中途覚醒ともに改善しました。「もう少し長く眠りたい」との強い希望があり 25mg まで増量したところ、日中も傾眠がみられるようなりました。最終的にレボトミン® 10mg で睡眠は改善し、十分な休養が取れたことから抑うつ気分も快方に向かっていきました。

コラム　鎮静と過鎮静

　鎮静作用が行き過ぎることを「過鎮静」といいます。過去には過鎮静になるまで鎮静することで薬剤が効果を発揮する、とされた時代もあったようですが、現在はリカバリーを目指すことが主流となっています。リカバリーには、病状の改善を目指す「臨床的リカバリー」と、障害があっても充実して、夢や希望のある生産的な生活を送ることを目指す「パーソナルリカバリー」の 2 種類があります。個々人にとっての定義や目標はさまざまだと思いますが、日中に薬剤の影響で眠くて活動ができない生活はリカバリーを困難にする要因となります。

切れ味バツグンの古典的抗精神病薬！ 注射剤がよく使われる

③ ハロペリドール

商品名：**セレネース®、ハロマンス®**

ジェネリック：ハロペリドール

【適応】統合失調症、躁病

【用量】〈錠剤〉1日 0.75 〜 2.25mg から始め、徐々に増量。維持量 1日 3 〜 6mg。年齢、症状により適宜増減
※急性興奮に対しての注射剤は 1回 0.5 〜 2A で使用されることが多い。0.5 〜 1A のビペリデンを混注する

【剤型】錠剤、細粒剤、内用液剤、注射剤、持効性注射剤（ハロマンス®）

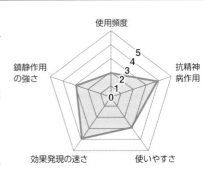

処方のポイント
・急性興奮やせん妄に対して注射剤の筋注や点滴静注がよく使われる。
・抗幻覚妄想作用が強く、鎮静作用はあまり強くはない。
・副作用として錐体外路症状や高プロラクチン血症が比較的よくみられる。

この薬は なぜ処方 されている？

　強い抗精神病作用をもちますが、鎮静作用はあまり強くない薬剤です。現在の精神科医療では第一世代抗精神病薬を第一選択で使用することはほぼないと考えられますが、本剤の筋注製剤は、現在でも第一線で活躍しています。**急性興奮などに対して即効性を期待して、また興奮などにより経口内服が困難な場合に、入院患者を中心に筋肉注射や点滴静注ができる注射剤はよく使用されています。**筋注を行う場合は、副作用軽減のためにビペリデン（アキネトン®）注と混ぜて使用されることが多いです。**せん妄**などに対して、注射剤を点滴などに混注して 30 分以上かけてゆっくりと静脈注射を行う場合もあります。

　ハロマンス® という 4 週間に 1回投与する持効性注射剤もあり、維持療法として用いられることもありますが、副作用の面から近年ではほかの持効性注射剤を選ぶことが多い印象です。

看護師&心理職などが知っておきたい 副作用

　ふるえやふらつきなどの錐体外路症状（手足のふるえ、体のこわばり、歩きにくさなど）や高プロラクチン血症に伴う月経異常、流涎などの副作用が起こりやすい薬剤です。必要に応じてビペリデンなどの副作用止めを併用する場合もありますが、**副作用対策の基本は原因薬剤の減量・中止**です。薬剤の血中濃度を測定しながら経過観察を行うことも重要です。

　本剤は、かつては催奇形性が高いとされていました。現在では催奇形性はそれほど高くないことが明らかになってはいますが、**添付文書上は妊婦への投与は禁忌であるため注意が必**

要です。また、パーキンソン症状を悪化させる恐れがあるため、パーキンソン病、レビー小体型認知症の患者さんにも禁忌です。

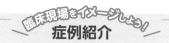

症例紹介

▶ 急性興奮で入院となった40歳代男性

　20歳代後半で統合失調症を発症し、外来加療中の男性。入退院を繰り返していましたが、近年、症状は安定していました。就労したいと考え睡眠時間を削って勉強に励むようになったころから、徐々に「悪魔に見張られている」という考えに支配されるようになりました。部屋に閉じこもり、ブツブツと念仏を唱えるような行動を続け、食事も取らなくなり、服薬もできなくなりました。家族に連れられてかかりつけの病院を受診し、同日医療保護入院となりました。入院後、看護師が食事と服薬を勧めるも「毒が入っている！」と拒否し、興奮したり扉を叩いて暴れたりする行動がみられました。経口内服は困難と判断し、急性興奮に対してハロペリドール注1A＋ビペリデン注1Aを左臀部に筋注したところ、30分程度で落ち着き、自室内でゆっくり過ごすことができるようになりました。その後、定期内服が再開でき、妄想も改善しました。退院する際には本来の穏やかな様子で「入院のときはありがとうございました」と看護師に礼を述べていました。

■1 抗精神病薬〈第一世代抗精神病薬：ベンザミド系〉

もと胃薬！ 食欲や元気がない人へ！！

④ スルピリド

商品名：ドグマチール®

ジェネリック：スルピリド

【適応】胃潰瘍・十二指腸潰瘍、統合失調症、うつ病・うつ状態
【用量】うつ病：1日150 ～ 300mgを分割経口投与。
　　　　最大投与量1日600mg
　　　　統合失調症：1日300 ～ 600mgを分割経口投与。
　　　　最大投与量1日1,200mg
【剤型】錠剤、細粒剤、カプセル、注射剤

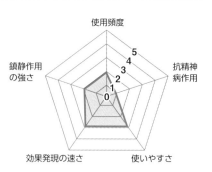

処方のポイント
・気分が落ち込んで元気が出ないときや不定愁訴などに、抗うつ作用をもつ。
・抗精神病作用は弱い。
・錐体外路症状は少ないが、高プロラクチン血症は比較的多くみられる。

この薬は なぜ処方 されている？

　もとは胃潰瘍治療薬として開発された薬剤です。低用量では抗うつ作用、高用量では抗精神病作用をもつといわれています。中脳辺縁系に比べて黒質線条体系でのドパミン受容体遮断が少ないとされ、第一世代抗精神病薬ですが錐体外路症状が比較的少ないことも特徴です。低用量で抗うつ作用をもつ点からは、統合失調症の陰性症状への効果も期待できます。

　かつては抗うつ作用に期待して多く処方されていた薬剤ですが、副作用の面では第二世代抗精神病薬や抗うつ薬に劣るため、処方の機会は減っています。軽度の抑うつ症状、特に食思不振などの消化器症状を呈する人や、身体的な不定愁訴のある人に、1 日 150 ～ 300mgまでの範囲で処方されます。脳だけでなく消化管のドパミン受容体も遮断することで、消化管の運動を促します。

看護師＆心理職などが知っておきたい 副作用

　最近では抗うつ作用に期待して処方されることが多い薬剤ですが、**ほかのセロトニンなどに作用する抗うつ薬とは異なり、ドパミン受容体を遮断する**薬剤です。高プロラクチン血症（月経異常、乳汁分泌、女性化乳房など）の頻度が比較的多いとされています。錐体外路症状（手足のふるえ、体のこわばり、歩きにくさなど）はほかの第一世代抗精神病薬より少ないと考えられますが、抗うつ薬よりは多いため注意が必要です。

　腎機能障害では減量が必要な薬剤です。

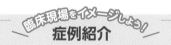
症例紹介

▶ **不適応感から身体症状が出現した女性**

　不安、抑うつ、不眠を主訴に受診した 30 歳代女性。職場での人間関係がストレス因となっている様子でした。軽度の抑うつ気分に加え動悸、食思不振もあったため、スルピリド 150mgの服薬を開始したところ、不安緊張が和らぎ、気持ちも軽くなりました。症状が改善しストレスとなっていた人間関係についても職場で話し合いをしたり、家庭で愚痴を言えるようになったりしたことで、徐々に環境も改善していきました。しかし、次第に月経不順を認めるようになりました。血液検査ではプロラクチン値が高く、スルピリドによる高プロラクチン血症と判断したため、スルピリドは中止となりました。スルピリド中止後 3 カ月目には月経不順が改善しました。症状が改善している間に心理面談を行いながら、自分の考え方の特徴を知り、また、環境調整にも取り組んでいたため、現在は月数回の抗不安薬の頓用のみで定期服薬はせずに過ごすことができています。

抗躁病効果の切り札に！

⑤ ゾテピン

商品名：ロドピン®

ジェネリック：ゾテピン

【適応】統合失調症
【用量】1 日 75 〜 150mg を分割経口投与。最大投与量 1 日
450mg まで
【剤型】錠剤、細粒剤

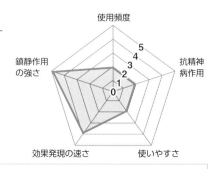

処方のポイント
- 抗躁病作用（適応外）に期待することが多い。
- 鎮静作用が強い。ふらつきに注意。
- 高用量でけいれんや QT 延長症候群のリスクが高まる。

この薬は なぜ処方 されている？

日本で開発された抗精神病薬です。日本と欧州のみで使用され、米国では使用されていません。ドパミン D_2 受容体だけでなくセロトニン 5-HT_{2A} 受容体も強く遮断します。現在はメインで活躍することはありませんが、適応外での抗躁病作用に期待して、激しい躁状態や精神運動興奮に使用されることがあります。難治性の躁状態に対して最後の切り札になることがあります。アドレナリン α_1 受容体遮断作用も強く鎮静作用が強い薬剤ですので、眠気も含め、落ち着く方が多いようです。

看護師&心理職 などが知っておきたい 副作用

本剤における強い鎮静は、効果であるとともに副作用でもあります。病状が安定することは大切ですが、同時に日常生活をきちんと送れることも大切です。躁状態の著しい方や興奮の激しい方ではやや強い鎮静がどうしても必要となりますが、病状が安定したら用量の見直しが必要になります。ふるえやふらつき、呂律不良などの錐体外路症状の出現にも注意が必要です。

けいれん閾値を下げやすい薬剤です。特に 300mg を超える高用量ではけいれん発作のリスクが増大することが知られています。定期的な脳波検査とともに、バルプロ酸などの抗てんかん薬（気分安定薬としても使う）を併用する場合もあります。

QT 延長症候群という心電図異常が出現する場合があります。高用量になるほどリスクが上がるので、定期的な心電図のチェックも必要になります。

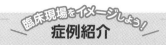

症例紹介

▶ 激しい躁状態を呈していた60歳代男性

　30歳代から双極性障害として加療されてきた男性。症状のコントロールが不十分で、数年ごとに激しい躁状態を繰り返していました。50歳代のころに躁状態となり、医療保護入院となりました。ほかの気分安定薬で加療されていましたが効果不十分と判断され、抗躁病作用に期待してゾテピンの服薬を開始、150mgまで増量しました。徐々に躁状態は落ち着きましたが、ふらつきや日中の眠気を訴えるようになりました。1日75mgを維持量としたところ、ふらつきと眠気は軽減し、長期にわたり症状は安定しています。

1 抗精神病薬〈第二世代抗精神病薬：SDA〉

さまざまな場面でよく使われる！

⑥ リスペリドン

商品名：リスパダール®、リスパダールコンスタ®

ジェネリック：リスペリドン

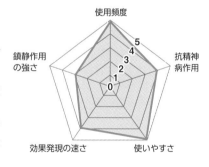

【適応】統合失調症、小児期の自閉スペクトラム症に伴う易刺激性

【用量】成人：1回1mg、1日2回より開始、徐々に増量。維持量は1日2〜6mg。1日2回に分けて経口投与。最大投与量1日12mg（腎機能障害では最大投与量6mg）

【剤型】錠剤、口腔内崩壊錠、細粒剤、内用液剤、持効性注射剤（リスパダールコンスタ®）

処方のポイント
- 歴史ある第二世代抗精神病薬、多くの医師が使用経験豊富。
- 豊富な剤型。特に内用液剤はよく頓服として使用される！
- 精神科以外でもせん妄に使用することも多い。

この薬は なぜ処方 されている？

　日本で最初に承認された第二世代抗精神病薬です。抗幻覚妄想作用に優れ、現在にいたるまで、多くの医師により処方されています。第一世代抗精神病薬のドパミンD_2受容体遮断による陽性症状に対する作用（抗幻覚妄想作用）に加え、セロトニン5-HT_{2A}受容体遮断作

用をもつため、**陰性症状や認知機能の改善**も期待できます。

　統合失調症の治療以外にせん妄治療や認知症の BPSD の治療に用いられることも多く、**精神科以外の診療科でも使用される**薬剤です。また、小児期の自閉スペクトラム症に伴う易刺激性（かんしゃく、攻撃性など）にも使われます。適応外ですが、成人でも同様の易刺激性に使用されることもよくあります。**抗精神病薬のなかでも最も広く用いられている薬剤といっても過言ではありません。**リスペリドンは肝臓で代謝されてパリペリドンになります。リスペリドンの半減期は 3.5 時間程度と短いため、1 日 2 回服用しなくてはなりません。しかしパリペリドンは 20 時間程度と長いため、**1 日 1 回の服用で十分効果を示す可能性**があります。

　本剤は、2 週間に 1 回注射するタイプの持効性注射剤リスパダールコンスタ ® も発売されていますが、新規で 4 週間に 1 回注射するタイプの薬剤も多いことから、選択されることは少なくなっています。

看護師&心理職などが知っておきたい 副作用

　錐体外路症状などの副作用が軽減された薬剤ではありますが、第二世代抗精神病薬のなかでは**錐体外路症状や高プロラクチン血症が比較的出現しやすい**薬剤です。ふらつきや振戦に注意が必要です。高プロラクチン血症（月経異常、乳汁分泌など）の症状は患者さんにとっては訴えづらい症状ですので、医療者側から尋ねてみることが必要になる場合もあるでしょう。また、肝代謝（CYP）の影響が少なく、腎排泄の薬剤です。腎機能障害をもつ患者さんでは減量が必要です。

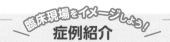

症例紹介

▶ リスペリドン頓用使用が奏効した 30 歳代男性

　20 歳代後半で統合失調症を発症し、外来加療中の男性。発症時に入院歴はありますがその後症状は安定し、就労継続支援 A 型事業所に通所していました。正規雇用で就労したいと考え睡眠時間を削って勉強に励むようになったころから、週に何回か、「テレビのニュースで自分のことが報道されている」という考えが出現するようになりました。外来受診時に相談したところ、定期薬に加えて、リスペリドン液 1mL を不調時に頓用することとなりました。不調時のリスペリドンは奏効し、自分で症状をコントロールできているという自己効力感も増していきました。看護師とともに症状の振り返りを行い、症状の不安定さは睡眠時間を削ったからだと気づくことができました。生活リズムを元のペースに戻したところ、以前のように安定して過ごせるようになりました。念のためリスペリドンを携帯していますが、ほとんど服用せずに過ごすことができています。

▶ **骨折で入院中の 70 歳代後半の男性**

　70 歳代後半の男性。穏やかな性格で、糖尿病に加え軽度の認知症と不眠症を患っており、長年トリアゾラム（ハルシオン®）を服用していました。近所を散歩中に転倒し、右大腿骨頚部を骨折、整形外科病棟に入院し手術を施行されました。手術当日の夜から「ここはどこじゃ？いまから銀行に行かなければ！」と夜間に大声を上げて立ち上がろうとしたり、誰もいない空間に「あんたはどこから来たんじゃ？」と話しかけたりするようになりました。日中はぼんやりと寝て過ごしており、夜間のことは覚えていませんでした。術後せん妄と診断し、カレンダーや本人の使い慣れたものを身近に置いたり看護師による見守りを行ったりするとともに、トリアゾラムを中止しレンボレキサント（デエビゴ®）2.5mg に変更、リスペリドン 0.5mg を夕食後に服用開始しました。2 日後には夜間の異常体験は改善し、さらに 3 日後にはリスペリドンの服用も中止しましたが、症状の再燃はみられませんでした。

1 抗精神病薬 〈第二世代抗精神病薬：SDA〉

少ない投与回数で長く効く！

⑦ **パリペリドン**

商品名：**インヴェガ®、ゼプリオン®、ゼプリオン TRI®**

【適応】統合失調症

【用量】1 日 1 回 6mg 朝食後に経口投与。増量は 5 日間以上空けて 1 日 3mg ずつ、最大投与量 1 日 12mg（腎機能障害では最大投与量 1 日 6mg）

【剤型】徐放錠、持効性注射剤（ゼプリオン®／ゼプリオン TRI®）

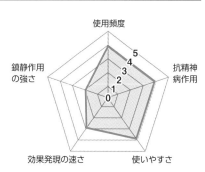

処方のポイント

- リスペリドンの活性代謝物。
- 1 日 1 回の服用で長く効果がある。1 カ月に 1 回投与や 3 カ月に 1 回投与の持効性注射剤もある。
- リスペリドンに比べて効果が安定し副作用が軽減している。
- 中等度〜重度の腎機能障害で禁忌。

この薬は なぜ処方 されている？

　パリペリドンはリスペリドンの活性代謝物です。統合失調症の陽性症状、陰性症状に対し

効果を示します。リスペリドンは肝臓で代謝されてパリペリドンになります。リスペリドンの半減期は 3.5 時間程度と短いため、1日2回服用しなくてはなりません。しかしパリペリドンは 20 時間程度と長いため、**1日1回の服用で十分効果を示す可能性**があります。

　インヴェガ® は成分が徐々に溶け出る特殊な剤型のため、さらに長時間作用します。一般に1日のなかで血中濃度の変動が少ないほうがより効果は安定し、副作用も軽減されるといわれています。そのため、1日2回服用のリスペリドンよりも1日1回服用のパリペリドンのほうが効果は安定し、眠気やふらつき（錐体外路症状）などの副作用のリスクが軽減されます。

看護師＆心理職などが知っておきたい 副作用

　肝代謝（CYP）の影響が少なく、腎排泄の薬剤です。中等度～重度の腎機能障害をもつ患者さんへの投与は禁忌です。また、リスペリドンと同様に高プロラクチン血症（月経異常、乳汁分泌など）は他剤に比べ、比較的出現しやすいようです。

　服用のタイミングは**朝食後の投与**と指定されています。これは、夜間は副交感神経優位となるため消化管の蠕動運動が亢進し、より早く排泄されてしまうためです。一般に朝に排便の習慣がある人が多い傾向にあり、それらの人ではより早く体外に排泄されてしまうと考えられます。また、空腹時に比べ食後のほうが 36％も吸収がよいため、食後投与が望ましいとされます。このため、朝食後の投与となっているのです。

　ゼプリオン® ／ゼプリオン TRI® という4週間／12 週間に1回投与の**持効性**注射剤も発売されています。1日の血中濃度がより安定しやすいため、効果安定および副作用軽減に役立ちます。また日々の服薬から開放される点や、服薬忘れによる症状悪化がない点は、患者さんにとってのメリットも大きいと考えられます。しかし、4週間／12 週間に1回投与ということは、裏を返せば副作用が出る場合は長期にわたり持続する可能性があります。事前にリスペリドン錠やインヴェガ® 錠で副作用がないことを十分に確認する必要があります。

コラム　ゼプリオン® とブルーレター

　ゼプリオン® は 2013 年 11 月の発売から5カ月間で 21 例の死亡症例が報告されたため、2014 年4月に安全性速報（ブルーレター）が発出されました。死亡症例のなかには糖尿病、高血圧、肥満など心血管系リスクをもつ症例や、ほかの抗精神病薬との併用例が多くみられました。その後の調査でも、死亡とゼプリオン® との直接の因果関係は不明な部分が多いようです。市販後6カ月間での推定死亡報告率は 8.76 ／ 1,000 人年で、ほかの統合失調症患者の死亡報告率の範囲内であったと報告されました。これらの報告からどのように判断するかは医療者や患者さんにもよりますが、いずれにしても患者さんへの適切な情報提供および多剤大量投与を避けること、慎重に副作用を観察することが重要であることは間違いありません。

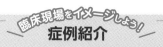

症例紹介

▶ **統合失調症に罹患している 30 歳代男性**

　20 歳代で発症し、リスペリドンの服用のみで症状は軽減していましたが、1 日 2 回の服用が煩わしく、時に怠薬し症状が悪化することもありました。そこで 1 日 1 回の服用が可能な薬剤としてインヴェガ® の服用を開始し、副作用なく過ごすことができていました。日々参加している精神科デイケアのメンバーから、4 週間に 1 回の注射だけでよい薬剤があるとの話を聞き、デイケアの看護師へ相談がありました。デイケアでの観察では、1 日 1 回の服用となりかなり減ったものの、週 1、2 回程度の服用忘れがみられていることを主治医に報告し、ゼプリオン® が開始となりました。しばらくして本人から、「服用忘れの心配がなくなり、また、ふるえなど錐体外路症状が軽減したため副作用止め（ビペリデン）の服用が不要になった」などの報告がありました。

3 章 よく処方される精神系のくすりについて知ろう！

1 抗精神病薬 〈第二世代抗精神病薬：SDA〉

ドパミンへの作用が強い！ 貼付剤もあり

⑧ ブロナンセリン

商品名：ロナセン®、ロナセン® テープ

ジェネリック：ブロナンセリン

【適応】統合失調症
【用量】〈錠剤〉成人：1 回 4mg、1 日 2 回食後経口投与より開始。維持量 1 日 8 〜 16mg を 2 回に分けて食後経口投与、最大投与量 1 日 24mg
　　　　小児：1 回 2mg、1 日 2 回食後経口投与より開始。維持量 1 日 8 〜 16mg を 2 回に分けて食後経口投与、最大投与量 1 日 16mg
【剤型】錠剤、散剤、貼付剤

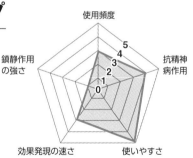

処方のポイント
• 抗幻覚妄想作用が強く、認知機能への効果も期待できる。
• 鎮静作用が少ない。
• 貼付剤がある。

この薬は なぜ処方 されている?

　SDA に分類されますが、セロトニンよりもドパミンへの作用が強い薬剤のため、DSA（dopamine-serotonin antagonist）と表現されることもあります。抗幻覚妄想作用が強い薬剤です。ドパミン D_2 受容体に加え、ドパミン D_3 受容体にも効果を示すため、認知機能への効果も期待されています。ドパミン、セロトニン以外の受容体への結合は弱いため、鎮静作用は少ないです。初発例などドロップアウトを避けたい症例や、維持期を見据えた治療にも使いやすい薬剤です。

　本剤は食事の影響を受けるため、**食後投与**が望まれます。単回投与では半減期は 12 時間前後であり 1 日 2 回の投与が必要ですが、反復投与では半減期が 68 時間に延長されるため、1 日 1 回の投与でも効果を示す可能性があります。小児においても適応をもつ薬剤です。

　本剤は、抗精神病薬では**唯一の貼付剤**があります。フィルム状のテープを 1 日 1 回貼付します。貼付剤にすることで、経口摂取が困難（拒否を含めて）な方でも確実な服薬が可能です。経皮吸収されることで肝臓の初回通過効果がなかったり、緩やかな血中濃度の立ち上がりが期待できたりします。胸部、腹部、背部いずれかの部位へ貼付しますが、筆者が製剤見本を試してみたところ、腹部など皮膚が動きやすい場所ではフィルム剤の違和感が目立ちました。継続して使用するためには違和感の少ない場所へ貼付する工夫も必要です。

看護師&心理職などが知っておきたい 副作用

　ドパミンへの作用がより強い薬剤のため、パーキンソン症候群（振戦、流涎、歩行障害など）やアカシジア（静座不能、ソワソワむずむずして座っていたりじっとしていたりできない）、高プロラクチン血症が比較的多くみられる薬剤です。

　貼付剤では皮膚炎に注意が必要です。同じ部位への貼付では掻痒感や皮膚炎などの恐れがありますので、毎日違う場所への貼付が必要です。軟膏で対応することもあります。

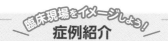

症例紹介

▶ 被毒妄想により拒薬が続く統合失調症の 50 歳代女性

　長期にわたり統合失調症に罹患している女性。妄想に伴いわずかなことで激高し、スタッフやほかの患者さんへの粗暴行為が続いていました。被毒妄想のため経口内服ができず、持効性注射剤の導入もできませんでした。ハロペリドール注射剤も検討されましたが本人が暴れるため安全な投薬は困難でした。「もし合わなければ、すぐに自分で剥がすことができますよ」と貼付剤であるロナセン®テープを提案したところ、「貼り薬なら使ってもいいよ」と受け入れは良好でした。しばらく貼付を続けたところ、激高することはなくなりました。内服の受け入れは変わらず不良でしたが、貼付剤があることで抗精神病薬による薬物療法を継続することができました。

高齢者でも比較的使いやすい！ 糖尿病患者のせん妄にも！

⑨ ペロスピロン塩酸塩水和物

商品名：ルーラン®

ジェネリック：ペロスピロン塩酸塩

【適応】統合失調症
【用量】1回4mg、1日3回より開始。維持量1日12〜48mg
を3回に分けて食後経口投与。最大投与量1日48mg
【剤型】錠剤

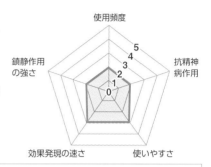

処方のポイント
- 鎮静作用があるが、作用時間が短い。
- せん妄に使用される。
- 高齢者にも使いやすい。

この薬は なぜ処方 されている？

　セロトニン・ドパミン拮抗薬に分類されますが、**半減期が短い**ため、リスペリドンなどに比べて錐体外路症状の軽減が期待できる国産の抗精神病薬です。副作用の軽減、ドパミン遮断作用による抗精神病作用に加えて、セロトニン5-HT_{2A}遮断作用をもちます。また、セロトニン5-HT_{1A}受容体刺激作用をもつため、抗不安作用にも期待できます。ヒスタミンH_1受容体やアドレナリンα_1受容体へも比較的強く結合するため、催眠作用が期待できるとともに、過鎮静に注意が必要です。

　食事の影響を受けるため、**食後投与**が望ましい薬剤です。半減期（血中から半分消失する時間）が短いため、統合失調症では1日3回食後に服用します。半減期が短いことを利用して夕食後〜就寝前に1回のみの投与で、高齢者のせん妄にも使われます。**夜1回のみの使用であれば持ち越しが少ない薬剤です**。最近では統合失調症への使用よりもせん妄への使用のほうが多い印象です。

看護師&心理職などが知っておきたい 副作用

　鎮静作用が期待できる薬剤のため、逆を言えば**過鎮静に注意が必要**です。添付文書ではパーキンソン症状、アカシジア、ジスキネジアが多くみられるとありますが、半減期が短い影響などにより、リスペリドンなどと比べて錐体外路症状（パーキンソン症状、アカシジア、ジスキネジアなど）や高プロラクチン血症は明らかに少ないです。しかし、これらの副作用が出現しないわけではないので、他剤と同様に注意が必要です。

統合失調症にも気分障害にも使える

⑩ ルラシドン塩酸塩

商品名：ラツーダ®

【適応】統合失調症、双極性障害のうつ病相
【用量】統合失調症：40〜80mg、1日1回食後経口投与
　　　　双極性障害：20〜60mg、1日1回食後経口投与、開
　　　　始用量は20mg、増量幅は1日20mg
【剤型】錠剤

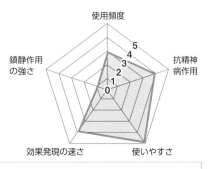

処方のポイント
・鎮静作用が少なく、副作用も少ない。
・抗精神病作用、気分安定作用を併せもつ。
・双極性障害のうつ病相にも効果をもつ。

この薬は なぜ処方 されている?

　ルラシドン（ラツーダ®）は、日本では2020年に発売された、**現時点で最も新しい抗精神病薬**です。ドパミンD_2受容体、セロトニン$5\text{-}HT_{2A}$受容体に加えセロトニン$5\text{-}HT_7$受容体を遮断することで、抗精神病作用に加え、気分安定作用（特に抑うつ状態の改善）や認知機能改善作用が期待されています。アドレナリンα_1受容体への結合は比較的弱く、またヒスタミンH_1受容体、アセチルコリンM_1受容体への結合は特に弱いため、鎮静作用はとても少なく、また錐体外路症状や代謝異常の副作用が出にくいことも特徴です。

　鎮静作用が弱いため、興奮の強い患者さんには使用しにくいかもしれませんが、ほかの鎮静作用をもつ薬剤との併用も含め、急性期治療にも効果が期待できます。一般に副作用が少ないことは服薬アドヒアランスを向上させ、症状の安定につながります。本剤は副作用の少なさから**維持療法にも向いている**と考えられます。

　双極性障害（うつ病相）への適応もあるように、気分安定作用も優れています。やや気分を持ち上げつつ、情動安定の作用が期待できます。

　吸収に食事の影響を受ける薬剤であり、朝昼夕いずれかの食後1時間以内の服用が必要です。

看護師&心理職などが知っておきたい 副作用

　添付文書上、5%以上の発現報告がある副作用はアカシジアだけです（8.3%）。鎮静作用の弱さも含め、**全体的にかなり副作用の少ない薬剤**といえます。パーキンソン症候群や高プロラクチン血症は、他剤に比べると頻度は低いと考えられます。なお、中等度以上の腎機能

障害、肝機能障害では用量の調整が必要です。

　また、CYP3A4 を強く阻害する薬剤（アゾール系抗真菌薬、クラリスロマイシンなど）や、CYP3A4 を強く誘導する薬剤（リファンピシン、フェニトイン）との併用は禁忌です。

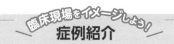

臨床現場をイメージしよう！ 症例紹介

▶ **双極性障害うつ病相の男性**

　双極性障害の診断で、長期にわたり薬物療法を受けてきた男性。若いころに症状のコントロールが不十分であったため、やや多めの薬剤で加療されていました。最近は抑うつ気分を認めながらも、入院にならない程度に症状のコントロールができていました。服薬による眠気、日中の気だるさを感じており、精神科デイケアでも事あるごとに休んで過ごすことが多く、終始浮かない表情でした。本人は就労を目標にしていましたが、なかなか次のステップに進めずにいました。QOL（Quality of Life；生活の質）の向上に期待し、主剤をラツーダ®に変更、40mg で維持療法としたところ、抑うつ症状は改善し、日中の気だるさも消失しました。デイケアでの活動も増え、自然な笑顔がみられるようになりました。半年後には「就労移行支援事業の利用を検討しています」とうれしそうに語っていました。

■ 抗精神病薬 〈第二世代抗精神病薬：MARTA〉

素早く確実な効果！

⑪ オランザピン

商品名：ジプレキサ®、
　　　　ジプレキサ® ザイディス®

ジェネリック：オランザピン

【適応】統合失調症、双極性障害における躁状態およびうつ状態の改善、抗悪性腫瘍薬投与に伴う消化器症状（悪心、嘔吐）

【用量】統合失調症：5 ～ 10mg、1 日 1 回より経口投与開始。維持量 1 日 1 回 10mg、最大投与量 1 日 20mg

【剤型】細粒剤、錠剤、口腔内崩壊錠、注射剤

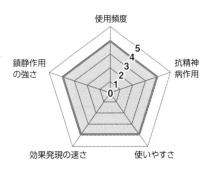

処方のポイント	・リスペリドンと並んで広く使用される薬剤。 ・優れた抗幻覚妄想作用と鎮静作用をもち、特に急性期に使いやすい。 ・体重増加に注意。糖尿病では禁忌。

この薬は なぜ処方 されている?

　抗精神病作用に優れ、鎮静作用をもつ薬剤です。急性期統合失調症の陽性症状や急性興奮によく使われています。とても切れ味が良いという印象で、特に、「興奮の強い患者さんにはジプレキサ®」という具合に、**急性期治療において非常に信頼の厚い薬剤です**。リスペリドンと並んで、使用頻度の高い薬剤ですが、リスペリドンなどの SDA と比較して錐体外路症状が出にくいことでも知られています。しかし、体重増加や血糖値異常など代謝系の副作用は多くみられます。糖尿病では禁忌です。制吐作用をもつため、抗がん剤などによる嘔気に用いられることもあります。

　先発品のジプレキサ® ザイディス® という口腔内崩壊錠は、服用後数秒で溶ける特殊な剤型で、速やかで確実な投薬が可能です。なお、アリピプラゾール（エビリファイ®OD）やアセナピン（シクレスト®〈舌下錠〉）も同様の剤型です。

看護師&心理職などが知っておきたい 副作用

　高血糖、体重増加など代謝系の副作用が知られています。定期的な体重や血糖値のチェックが必要です。また、**糖尿病には禁忌**です。処方を検討する場合は必ず事前に糖尿病の有無をチェックします。例外的に注射剤は糖尿病患者でも使用できますが、当然慎重に行うべきでしょう。連用は 3 日以内の使用に限るとされています。

　鎮静作用が強い薬剤です。期待する効果であるとともに、副作用にもなりえます。過鎮静によって日中の生活に支障が出ない程度の投与を心がけます。

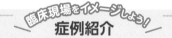

症例紹介

▶ 入院加療を要した統合失調症の 30 歳代男性

　未婚、独居。幼少期から社会人までボート競技を続けていました。2 年前から脳波を通じて他者と交信できると感じ始め、半年前から自分はオリンピック代表監督であると確信し「脳波で働いているから出社する必要はない」と無断欠勤を繰り返しました。心配した家族には「脳波で海外の選手に指示を出しているから忙しい」とイライラしながら話し、「自分は精神病ではない！」と暴れ回りました。家族が説得して精神科を受診し医療保護入院となりましたが、「換気扇から重要な作戦が漏れている」と怒鳴りながら、ほかの患者さんの部屋の換気扇にシーツを掛けて回ったため、保護室に隔離となりました。統合失調症の診断がつきジプレキサ®10mgを開始、1 週間程度で落ち着いて話せるようになりました。一般病室での診療に切り替え、医師、看護師、心理職、作業療法士の多職種による疾患教育にも参加するようになりました。4 週間後の振り返りでは「脳波での交信はなくなった。代表監督は思い込みだったかもしれない。気持ちが楽になった」と話しました。単身生活に不安があったため、退院時に訪問看護を導入し、定期的な病状の確認をしながらともに服薬管理を行うことで、1 年後には復職できました。他者と交信する感覚が生じたときにはジプレキサ® ザイディス® 2.5mg を頓用し、症状の再燃なく過ごすことができています。

不眠や不安や気分の落ち込みに。使い方はいろいろ

⑫ クエチアピンフマル酸塩

商品名：セロクエル®、ビプレッソ®

ジェネリック：クエチアピン

【適応】セロクエル®、クエチアピン：統合失調症
　　　　ビプレッソ®：双極性障害のうつ症状

【用量】セロクエル®：1回25mg、1日2〜3回より開始、漸
　　　　増し、1日150〜600mgを1日2〜3回に分けて経
　　　　口投与。最大投与量1日750mg
　　　　ビプレッソ®：1回50mgより投与を開始し2日以上空
　　　　けて1回150mg、さらに2日以上空けて1回300mg
　　　　へ増量する。1日1回就寝前に経口投与

【剤型】錠剤、細粒剤、徐放剤

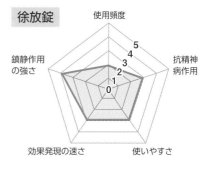

処方のポイント	・不眠、不安、抗うつ作用、抗精神病作用、気分安定作用と多彩な効果がある。 ・せん妄治療にもよく使われる。 ・体重増加に注意。糖尿病では禁忌。

※本剤は区別のため、薬剤全般の話題は一般名のクエチアピン、通常の剤型の話題はセロクエル®、
　徐放錠の話題はビプレッソ®と記載します。

この薬は なぜ処方 されている？

　クエチアピンは、1日25〜50mg程度の低用量では睡眠薬として、150〜300mgの
中等量では抗不安薬や抗うつ作用を期待して、600mg〜の高用量では抗精神病作用に期待
して、とさまざまな使い方ができる万能選手です[3]。しかし、抗精神病作用はほかの第二世
代抗精神病薬と比較して弱めであり、現在は睡眠改善や気分安定作用に期待して使用される
ことが多いです。リスペリドンなどのSDAと比較して、錐体外路症状や高プロラクチン血
症は少ない薬剤です。

　セロクエル®は半減期が短いため複数回の服用が必要ですが、それを逆手にとって夜1
回だけ服用することで睡眠薬として使うこともできます（適応外）。日中への持ち越しも少
ないです。ふらつきなどの副作用も少なく、半減期が短いので、高齢者にも使いやすい製剤
です。また、**適応外ですがせん妄に対してよく使用され**、厚生労働省も保険外ですが使用可

能という通達を出しています。

　ビプレッソ®はクエチアピンの徐放錠で、1日1回就寝前に服用します。300mg服用することを想定された薬剤で、この用量では抗うつ作用を発揮するため、双極性障害のうつ病相に使われます。また、徐放錠なのでセロクエル®に比べて日中の鎮静作用はやや弱めになりますが、催眠作用をもつため睡眠の改善も期待できます。

　セロクエル®は食事の影響はほぼ受けませんが、ビプレッソ®は食事の影響を受けます。食後服用すると血中濃度が高くなり、半減期はやや短くなります。適切な効果を得るため、ビプレッソ®は食後2時間以上空けて就寝前に服用します。

看護師&心理職などが知っておきたい 副作用

　体重増加や糖代謝異常に注意が必要な薬剤です。定期的な体重測定と血糖値のフォローが必要になります。糖尿病では禁忌です。鎮静作用があるため、眠気やふらつきには注意が必要です。

コラム　せん妄に使える薬剤

　せん妄とは、肺炎など身体症状の悪化や手術、薬剤や認知症などに伴う意識障害の一種で、認知症症状が急激に、また一過性に出現したような症状経過をとります。全身状態の改善や原因薬剤の中止などによって改善しうるものですが、せん妄をきたすと原疾患の治療に悪影響を及ぼすため、せん妄そのものに対する対応が必要です。

　せん妄状態では、患者さんは訴えができないことも多いかもしれませんが、急な入院や体調不良などによって、患者さんも不安に感じていることでしょう。患者さんが落ち着いて過ごせるように環境を整えることを心がけてください。

　さて、薬物療法もせん妄に効果的です。特に抗精神病薬を使う場合が多いですが、経過に応じて睡眠をターゲットにした薬剤を選択します。抗精神病薬のなかでは適応外ですがハロペリドール、リスペリドン、クエチアピン、ペロスピロンが保険診療上使用できるので、これら4剤がより多く処方されます。点滴投与が必要であればハロペリドールを、幻覚妄想状態が目立つときはリスペリドンを、糖尿病がなく睡眠に対する効果を期待するときはクエチアピンフマル酸塩を、高齢者で糖尿病があるときはペロスピロンを使用します。睡眠をターゲットにした薬剤としては、スボレキサント、レンボレキサント、ラメルテオン、トラゾドンなどが一般的です。ベンゾジアゼピン系薬剤はせん妄を引き起こす恐れがあるため、使用を避けるようにします。

抗精神病薬の舌下錠はこれだけ！

⑬ アセナピンマレイン酸塩

商品名：シクレスト®

【適応】統合失調症
【用量】1回5mg、1日2回舌下投与。最大投与量1回10mg、
　　　　1日2回まで舌下投与。維持用量は1回5mgを1日2
　　　　回
【剤型】舌下錠

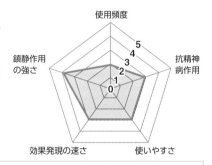

処方のポイント
• 舌下錠なので吸収と効果発現が早い。
• 睡眠にも効果的。
• 舌のしびれ感が出ることもある。

この薬は なぜ処方 されている？

　舌下錠というこれまでにない唯一の剤型の薬剤です。成分が肝臓を通過して代謝される初回通過効果を受けないので、薬効成分が直接血流に乗ります。そのため、**狙った薬理作用を得られやすい**ことが特徴です。舌下錠であるため、**嚥下困難の方でも服用できる**ことも利点です。ただし、抗精神病薬は副作用で嚥下困難となることもあり、慎重に行う必要があります。

　鎮静作用が強い第二世代抗精神病薬であるオランザピンやクエチアピンと同様に、鎮静作用が強い薬剤です。オランザピンやクエチアピンが糖尿病の方に禁忌であるのに対して、本剤は糖尿病の方にも使用することができます。受容体プロファイルが睡眠に効果的であるとされ、睡眠障害をもつ患者さんにも使用しやすい薬剤です。

　しかし本剤は飲み込んでしまうと適切な薬効が得られません。代謝物は薬効を示さないからです。そのため、舌下後少なくとも5分以上（添付文書では10分）は飲水してはいけません。他剤の服用もある場合は、他剤服用後、最後に本剤を舌下投与する必要があります。それでも本剤を飲み込んでしまう患者さんもいますし、本剤は副作用として歯科麻酔のような舌のしびれを感じやすいことも特徴で、飲水やうがいをしたくなってしまうことでしょう。そのため、服薬アドヒアランスの点から、服用できる方は限られるように感じます。

看護師＆心理職 などが知っておきたい 副作用

　歯科麻酔のような**舌のしびれが高頻度に出現**します。事前に伝えておくことで、自己中断を避けることができます。重度の肝機能障害のある患者さんには禁忌です。また、禁忌では

ないにしても、体重増加や糖代謝異常に関わる可能性があります。定期的に**血糖値のチェック**を行う必要があります。

　また、副作用ではありませんが、特殊な服用方法ですので、定期的に正しく服用できているかを確認する必要があります。

❶ 抗精神病薬 〈第二世代抗精神病薬：MARTA〉

重篤な副作用も多いが、最後の切り札！

⑭ クロザピン

商品名：**クロザリル**®

【適応】治療抵抗性統合失調症
【用量】維持量 1 日 200 ～ 400mg、最大投与量 1 日 600mg。
　　　　1 日 2 ～ 3 回の分割経口投与
【剤型】錠剤

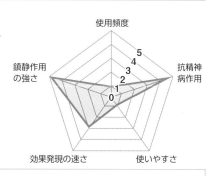

処方のポイント
- 既存の治療で効果不十分の症例でも効果あり。自殺予防や錐体外路症状の低減も。
- 2 週間ごとに血液検査をして副作用がないか確認。CPMS に登録。
- 無顆粒球症、心筋炎など重篤な副作用の発現の恐れがある。

この薬は なぜ処方 されている？

　クロザピンは 1958 年に合成された最初の第二世代抗精神病薬です。各国で治験が行われましたが致死的な副作用である無顆粒球症の報告があり、治験中断となりました。しかし、詳細な作用機序は不明であるものの、治療抵抗性統合失調症への効果がみられたこと、錐体外路症状が起こりにくいことなどから、定期的な血液検査、副作用管理登録を行えば処方できるようになりました。1969 年にはオーストラリアで、1989 年にはアメリカ、イギリスでも承認され、治療抵抗性統合失調症の治療薬として使用されています。日本では 2009 年より、「治療抵抗性」の統合失調症に限りその使用が認められています。

　クロザピンは、CPMS（Clozaril Patient Monitoring Service）に登録された医療機関、医師、薬局、薬剤師のもとで 2 週間ごとに血液検査を行ったうえで副作用の有無を確認し、処方されます。その結果はインターネットを介して CPMS で報告する必要があります。

本剤は原則単剤で用いることが指定されている薬剤です。**ほかの抗精神病薬との併用は推奨されません。**

治療抵抗性統合失調症とは、複数の抗精神病薬を十分量・十分期間投薬したにもかかわらず、改善が認められない状態です。日本では、2剤以上、CP換算600mg/日以上、4週間以上、GAF（Global Assessment of Functioning）が41点以上になったことがない状態とされます。治療抵抗性統合失調症の患者さんは人口の0.2%ほど（およそ24万人）いると考えられますが、日本における本剤の臨床試験では、そのおよそ60%の患者さんに精神症状の改善が認められました。クロザピンは治療中断のリスクが低く、再発、再入院のリスクも低いことが報告されています。**高い治療効果のほかに、自殺予防効果が高いこと、錐体外路症状が少ないこと**も特徴の一つです。

重篤な副作用とそのモニタリングのため、患者さんにも医療者にも大きな制約がある薬剤ですが、それを差し引いても効果が上回ると考えられる症例には、最後の切り札として期待されています。

看護師&心理職などが知っておきたい　副作用

無顆粒球症、白血球減少、心筋炎、けいれん、便秘、イレウス、体重増加、耐糖能異常、流涎など、さまざまな副作用が知られています。特に重篤である**無顆粒球症**はクロザピン投与開始後18週までに、**心筋炎**は3週までに発現することが多いとされていますが、もちろんそれ以降も十分な注意が必要です。副作用が発現した場合は、ほかの薬剤と同様に原因薬剤を減量し、重篤な副作用であれば中止が必要です。しかしクロザピンは治療抵抗性統合失調症への最後の切り札であるため、副作用に対する対処を行いながら治療を継続することもあります。

CPMSで白血球数4,000/mm^{3}未満または好中球2,000/mm^{3}未満、CPMSを遵守できない、CPMSの投与量基準を満たさない、骨髄機能障害がある、持効性注射剤を投与中、十分な管理がされていないてんかん、アルコールまたは薬物の急性中毒、昏睡、循環虚脱状態または中枢神経抑制機能、重度の心疾患（心筋炎など）、重度の腎機能障害、重度の肝機能障害、麻痺性イレウス、アドレナリン作動薬投与中など、さまざまな禁忌がある薬剤です。

本剤は糖代謝異常の可能性があるため、糖尿病の方への投与は避けるべきですが、治療抵抗性統合失調症への唯一効果的な薬物療法でもありますので、禁忌ではなく、慎重に検討されることもあります。

1 抗精神病薬〈第二世代抗精神病薬：DPA〉

幻覚妄想にも躁にもうつにも発達障害にも！

⑮ アリピプラゾール

**商品名：エビリファイ®、
　　　　エビリファイ® LAI**

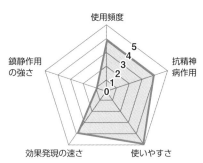

ジェネリック：アリピプラゾール（統合失調症、躁状態のみ）

【適応】統合失調症、双極性障害の躁症状、うつ病・うつ状態（既存治療で十分な効果が認められない場合に限る）、小児期の自閉スペクトラム症に伴う易刺激性

【用量】統合失調症：1日6～12mgより開始、維持量1日6～24mg、最大投与量1日30mg。1日1～2回に分けて経口投与
　　　双極性障害の躁状態：1日1回24mgより開始、維持量1日12～24mg、最大投与量1日30mg
　　　うつ病・うつ状態：1日1回3mgより開始、増量幅は3mgとし、最大投与量1日15mg。ほかの抗うつ薬などでの治療で十分な効果が認められない場合に限る
　　　小児期の自閉スペクトラム症に伴う易刺激性：1日1mgより開始、維持量1日1～15mg、増量幅は1日3mgとし、最大投与量1日15mg

【剤型】錠剤、散剤、口腔内崩壊錠、内用液剤、持効性注射剤（エビリファイ® LAI）

処方のポイント
・抗精神病作用、抗躁作用、抗うつ作用、衝動性に対する効果など、さまざまな効果が期待。
・剤型が多く選択しやすい。
・鎮静作用が少なく、代謝への影響が少ない。

この薬は なぜ処方 されている？

　アリピプラゾールは日本の製薬会社が開発したドパミン部分作動薬です。Dopamine

system stabilizer といわれ、**ドパミンが多いときはドパミン D₂ 受容体遮断作用でドパミンと受容体の結合を減らし、ドパミンが少ないときはドパミン D₂ 受容体部分刺激作用でドパミンの作用を増やす**働きがあるといわれています。

高用量での抗精神病作用、抗躁病作用に加え、低用量では抗精神病作用、抗うつ作用（補助療法）や易刺激性、衝動性に対する作用が知られ、**幅広い使われ方**をします。後述のように副作用も少なく、処方しやすい薬剤の一つです。そのため、初発の統合失調症や双極性障害にも使いやすく、自閉スペクトラム症の方や小児に対して少量を処方することで易刺激性を和らげることもできます。

本剤はドパミン D₂ 受容体、セロトニン 5-HT₁ₐ 受容体への結合は強力ですが、そのほかの受容体への結合は少ないことも特徴的です。そのため、眠気や糖代謝異常が少なく、使いやすい薬剤です。また、ドパミン部分刺激作用をもつため、錐体外路症状や高プロラクチン血症などの副作用が軽減されるといわれています。

錠剤だけでなく、速やかに溶ける口腔内崩壊錠、内用液剤など**さまざまな剤型があり、定期服用から頓用まで、多数の場面で用いられます**。

本剤にはエビリファイ® LAI という持効性注射剤もあります。パリペリドン持効性注射剤（ゼプリオン®）も同様ですが、臀部ではなく肩への筋注が可能ですので、注射剤への抵抗感も少なくなりました。水溶性注射剤なので、筋注の際の痛みが少ないことも特徴です。持効性注射剤の注意点はゼプリオンの項目（p.51）も参照してください。事前に内服薬で副作用がないことを十分に確認する必要があります。

看護師＆心理職などが知っておきたい 副作用

アカシジア（静座不能、ソワソワむずむずして座っていたりじっとしていたりできない）の頻度が 8.9% と、ほかの非定型抗精神病薬の 2.3% に比べ多いことが知られています[1]。原因薬剤の減量、変更とともに β 遮断薬（プロプラノロール）や中枢性抗コリン薬（ビペリデン、トリヘキシフェニジル）、ベンゾジアゼピン系薬剤（ジアゼパム、クロナゼパム）などによる救急対応が必要な場合があります。

ドパミンは睡眠覚醒リズムに関連しており、ドパミン部分刺激作用で不眠となることがあります。その場合は用量調整や服用を朝にする、睡眠薬の併用を行うなど工夫します。

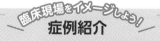

臨床現場をイメージしよう！
症例紹介

▶ 初発統合失調症の 20 歳代女性

20 歳代女性。漠然とした不安感が続き、A 精神科を受診しました。服薬への抵抗感もあり、診察での支持的精神療法と心理士による心理面談で加療されていましたが、徐々に「自分のことが噂されている、自分の考えが筒抜けになっている」といった、被害妄想や思考奪取などの

異常体験を認めるようになりました。統合失調症前駆状態（ARMS；at risk mental state）を経て統合失調症を発症したと判断し、エビリファイ ® 6mg を開始しました。異常体験は続いていましたが、心理面談のなかで徐々にこれらの異常体験が統合失調症の症状であることを自覚できるようになり、次第に症状は気にならない程度に軽減しました。一時休職していましたが、症状が改善するにつれ復職し、現在も薬物療法と心理面談を継続しながら仕事を続けています。負担の少ない生活を心がけるようにアドバイスをしています。

▶ 双極性感情障害 I 型の 60 歳代男性

60 歳代男性。もともと何事にも精力的な方でした。双極性障害として加療されていましたが、数日前から気分が爽快になり、3 時間の睡眠でも何でもできるような気がしていました。服薬も面倒になりました。何をやってもうまくいく気がして、競馬で大儲けしようと競馬場に行きましたが、入場料 100 円が高すぎると受付で口論になり、駆けつけた警官に暴行して措置入院となりました。入院時よりエビリファイ ® 24mg を開始し、刺激遮断のため保護室に隔離されました。4 日すると気分高揚は落ち着き、「今の状況は躁の症状ですね」と振り返るようになりました。隔離解除、薬剤調整を経て措置は解除され、退院しました。退院後に訪問看護を導入し、服薬管理を一緒に行っていくことで、症状の再燃はみられなくなりました。

■1 抗精神病薬 〈第二世代抗精神病薬：SDAM〉

急性期維持期の効果だけでなく副作用軽減にも期待！

⑯ ブレクスピプラゾール

商品名：レキサルティ ®

【適応】統合失調症
【用量】1 日 1 回 1mg より開始、4 日以上の間隔を空けて増量し、1 日 1 回 2mg を経口投与
【剤型】錠剤、口腔内崩壊錠

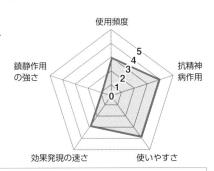

処方のポイント
• アカシジアを減らして興奮への作用を増やした、エビリファイ ® の改良版的存在。
• 鎮静作用が少ない、代謝への影響が少ない。
• 用法用量の選択・調整が簡便。

この薬は なぜ処方 されている？

　ブレクスピプラゾールはアリピプラゾールを開発した国内製薬企業が創薬しました。ブレクスピプラゾールの創薬のコンセプトにおいて、効果はもちろんですが、副作用軽減も重視されています。

　ブレクスピプラゾールはドパミン D_2 受容体およびセロトニン 5-HT_{1A} 受容体に対する部分作動薬です。アリピプラゾールに比べてドパミン D_2 受容体への固有活性は弱く、セロトニン 5-HT_{1A} 受容体への固有活性は強くなっています。また、セロトニン 5-HT_{2A} 受容体への強い遮断作用を併せもちます。ドパミンへの作用から興奮を伴う急性期の幻覚妄想状態に使用される頻度はアリピプラゾールに比べて高いようです。またセロトニンへの作用から認知機能改善も期待されています。

　アリピプラゾールと同様に鎮静の副作用は少ないため、**抗精神病薬を初めて使う患者さんや、維持期の患者さんにも選択しやすい薬剤です。**副作用による治療継続困難な患者さんが減ることも期待されます。また、アリピプラゾールに比べてドパミン刺激作用が減弱されているため、アカシジアも軽減されると考えられます。そのほか、体重増加や糖代謝異常、錐体外路症状などの軽減が期待されます。アリピプラゾールと同様に、高プロラクチン血症にも治療的に働くことが期待されます。

　1 日 1 回 1mg あるいは 2mg のみ服薬するシンプルな用法ですので、患者・医療者ともに簡便に使用でき、服薬アドヒアランスの向上にも役立ちます。

看護師&心理職などが知っておきたい 副作用

　軽減されてはいるものの、アカシジアはほかの副作用に比べてやや頻度が多いようです。また、治験段階では傾眠より不眠の報告が多かったようですが、市販後 1 年間の副作用報告では、傾眠の頻度が不眠よりやや頻度が多いようです。いずれも 5%以内と多くはありませんが、起こりうる副作用といえます。

引用・参考文献

1) 厚生労働省. 重篤副作用疾患別対応マニュアル アカシジア. 2010. https://www.mhlw.go.jp/topics/2006/11/dl/tp1122-1j09.pdf（2021.9.15 閲覧）
2) 厚生労働省. 重篤副作用疾患別対応マニュアル 悪性症候群. 2008. https://www.pmda.go.jp/files/000144356.pdf（2021.9.10 閲覧）
3) Stahl, SM. "抗精神病薬". ストール精神薬理学エセンシャルズ：神経科学的基礎と応用. 第 4 版. 仙波純一ほか監訳. 東京, メディカル・サイエンス・インターナショナル, 2015, 207-8・211・233-5.
4) 厚生労働省保健局医療課長, 保医発 0928 第 1 号. 社会保険診療報酬支払基金, 第 9 次審査情報提供事例（80 事例）. 2011 年 9 月 28 日. https://www.hospital.or.jp/pdf/14_20110928_01.pdf（2021.11.5 閲覧）
5) 日本神経精神薬理学会編. 統合失調症薬物治療ガイドライン. 東京, 医学書院, 2016, 176p.
6) Ichinose, M. et al. Effect of Switching to Brexpiprazole on Plasma Homovanillic Acid Levels and Antipsychotic-Related Side Effects in Patients with Schizophrenia or Schizoaffective Disorder. Neuropsychiatr Dis Treat. 17, 2021, 1047-53.

（松島敏夫）

2 抗うつ薬

　抗うつ薬の主な適応疾患はうつ病です。精神的・身体的・社会心理的なさまざまな原因で（うつ病の診断を満たさない程度の）うつ状態の場合にも、有効性と安全性を確認して使用されることがあります。また、うつ病・うつ状態だけでなく、不安障害や慢性疼痛などに幅広く使用されています。不安を主訴とする疾患において、特にパニック障害、強迫性障害、全般性不安障害、社交不安障害では、セロトニン作用が強い**選択的セロトニン再取込み阻害薬**（SSRI；selective serotonin reuptake inhibitor）の効果が期待されています。慢性疼痛への効果では、一部の**三環系抗うつ薬やセロトニン・ノルアドレナリン再取込み阻害薬**（SNRI；serotonin-noradrenaline reuptake inhibitor）が神経障害性疼痛や線維筋痛症などへ使用されるなど、近年適応が拡大されています。

　薬剤を使用する際には、薬剤の有効性と副作用を天秤にかけて判断することが必要です。抗うつ薬の副作用は、比較的軽度で頻度の高いものから、重篤でまれなものまでさまざまですが、SSRI以降の新規抗うつ薬は概して副作用が軽減され使用しやすくなっています。

　抗うつ薬の効果を理解するうえでの重要な考え方として「モノアミン仮説」があります。抑うつや不安のときの脳内はセロトニン、ノルアドレナリン、ドパミンといったモノアミンが低下しており、モノアミンを補うことで病状の改善が得られるという仮説です。多くの抗うつ薬はモノアミンの機能低下を補うようにデザインされています。

　抗うつ薬の分類として、三環系抗うつ薬、四環系抗うつ薬、SSRI、SNRI、ノルアドレナリン作動性・特異的セロトニン作動性抗うつ薬（NaSSA；noradrenergic and specific serotonergic antidepressant）があります。

　SSRI、SNRI、NaSSAはすべて脳内のセロトニンを増加させる作用があり、SNRIとNaSSAではノルアドレナリン作用も有します。三環系抗うつ薬においてもセロトニン作用とノルアドレナリン作用を両方有しているものが多く、ドパミン神経系への作用を有する薬剤もあります（セルトラリン、アモキサピン）。それぞれのモノアミン神経系は互いに影響し、作用を高めあったり打ち消したりしています。

　抗うつ薬の副作用では、**吐き気（嘔気）と眠気が比較的よくみられます**。嘔気は多くの場合、投与から1週間程度で収まり、眠気も投与初期で収まることが多いです。特に嘔気に関してはセロトニン神経は脳内だけでなく腸管に広く分布しているため、セロトニン作用の薬効を期待できるかもしれません。SSRIは主な作用点がセロトニンなので嘔気は出現しやすいですが、嘔気は効果の裏返しであることと一過性であることを患者さんに前もって伝えると理解を得やすいです。同じセロトニンの関係する副作用として、頻度の低いものに性機能障害があります。副作用が少ないSSRIですが、うつ病の改善後に性欲減退や勃起不全、射精遅延が出現する場合があります。抑うつ状態との区別は難しいですが、薬が原因であれば用量の減量や別の薬への変更を話し合うことになります。

　一部の薬剤では、**抗コリン性の副作用**が強いものがあります。抗コリン作用が強いと、消化器系の機能を低下させ、便秘、排尿障害、口渇、ドライアイなどの症状が出現し、高齢者

では認知機能の低下につながることがあります。閉塞隅角緑内障（緑内障の一種で、急激に悪化しやすい）や前立腺肥大症は、病状を急激に悪化させる可能性があるため禁忌となります。また、抗コリン作用の強い薬は中断による離脱症状を生じやすいため、減量中止はゆっくりと行う必要があります。

　抗うつ薬により、うつ状態から躁状態に移行する**躁転**が引き起こされることがあります。こうした場合、抗うつ薬による躁転なのか、あるいは元来双極性障害のバックグラウンドがあったのかを判断する必要があり、多くのケースでは、その場での判断は困難です。

　攻撃性や興奮、粗暴行為が出現し、アクチベーション症候群（賦活症候群）になることもあります[1]。ただ怒りっぽく興奮しやすいだけでなく、不安焦燥が強く自殺リスクの高い状態と考えられています。また、不整脈の原因となる場合もあるため、特に三環系抗うつ薬の使用に際しては定期的な心電図検査が必要となります。ほかに頻度は高くないなかで重篤なものとしては、セロトニン症候群や悪性症候群があります。どちらも発熱を含む多彩な自律神経症状・神経症状が出現して、まれに生命に関わるほど重篤化するため注意が必要です。ほかに、SIADH（syndrome of inappropriate antidiuretic hormone secretion、抗利尿ホルモン不適合分泌症候群）という、頭痛や悪心、意識障害、けいれんが生じる重篤な電解質異常をきたす可能性があります。三環系抗うつ薬においては、頻度はまれですが無顆粒球症といわれる免疫細胞が極端に低下する危険な状態になる場合があります。血球に異常がなくても SSRI では出血傾向が指摘され、紫斑や消化管出血のリスクが上昇します。

　併用薬では、フルボキサミンなどの薬剤において薬物代謝酵素を阻害する作用があり注意が必要です。セロトニン症候群の危険性のため、パーキンソン病治療で使用される MAO（monoamine oxidase、モノアミン酸化酵素）阻害薬（セレギリン〈エフピー®〉、ラサギリン〈アジレクト®〉、サフィナミド〈エクフィナ®〉）との併用が禁忌とされています。

　小児では多くの場合、有効性・安全性が確認されておらず適応になっていません。多数の SSRI・SNRI において、18 歳未満あるいは 24 歳以下の患者さんで自殺企図のリスクが増加するとの報告があるため、使用に際しては注意が必要です。

　多くの向精神薬の添付文書では、眠気やめまいの可能性のため、自動車の運転を「従事させないこと」とされています。抗うつ薬でも同様ですが、パロキセチン・セルトラリン・エスシタロプラム・デュロキセチン・ミルナシプラン・ベンラファキシンでは、運転の際は「十分注意させること」とされています。眠気やめまいなどの副作用は薬剤の投与開始時・増量時に生じやすいため、十分な注意が必要です。

コラム セロトニン症候群[2, 3]

　セロトニン症候群はセロトニン作動性薬の開始・増量時期に出現し、自律神経症状を含めた多彩な身体症状が生じます。多くは軽症ですが生命を脅かす可能性もあります。原因薬剤にはSSRI、三環系抗うつ薬などの抗うつ薬があります。

　症状としては、発熱・発汗・頻脈・下痢など自律神経の刺激症状が起こり、ミオクローヌス（四肢の筋肉のふるえ）、失調（調整した運動ができない）などの神経症状が出現する場合があります。精神症状としても不安焦燥が強く、混乱状態になるケースがあります。一部の症状でもセロトニン症候群と診断しますが、悪性症候群と症状が似ているため判断に迷うことが多いです。

　治療は、まず原因薬剤の中止が必要です。不安焦燥に対してはベンゾジアゼピン系薬剤を使用します。バイタルサインの変化に注意して、万が一重症化した場合は輸液・呼吸管理などの全身管理が必要となります。

うつ病における抗うつ薬と抗精神病薬の併用

　第1章で紹介したように、最近の薬物療法では、「統合失調症だから抗精神病薬」「うつ病だから抗うつ薬」という一対一対応ではなくなっています。例えば、うつ病のなかでも自殺念慮が強い場合や治療抵抗性の場合には、抗うつ薬と抗精神病薬のコンビネーションが効を奏することが多く、以下に2つの架空症例を呈示します。

症例1：責任感の強さからうつ病を発症した50歳代男性

　中間管理職を務めており、責任感の強さが周囲から高く評価されていた50歳代男性。会社側の過失からクレーム対応に追われ、帰宅後も悩みを抱えて夜に眠れなくなった。表情は暗く憔悴した様子で体重も減っていたが、仕事は休まず何とか続けていた。ある朝、首にベルトをかけて自殺を図ろうとしているところを妻に発見され、妻に連れられて近隣の精神科病院を受診。「自分の責任で会社の部下や家族に迷惑をかけている、死んで詫びないといけない」と訴えるため同日に緊急入院した。

　セルトラリンを主剤として加療開始された。毎日暗い表情で仕事の過ちを訴え、入院中にも自殺の準備をしているところを発見された。持続する自殺念慮、強い焦燥感があり、増強療法のためアリピプラゾールが併用された。セルトラリンは1週間ごとに増加し、100mgまで増量したところで、徐々に家族の話題を話すようになり、それからは表情も柔らかく笑顔も多くなった。

　入院 1 カ月で院内を自分で散歩できるようになり、認知行動療法を組み合わせた心理教育が開始された。べき思考の強さやストレス対処行動の乏しさを自覚しはじめ、「なんで死ぬことばかり考えていたんだろう」と冷静に振り返るようになった。退院後、会社の数カ月の復職プログラム（リワーク）を経て復職。その後は毎日の通勤と定期的な通院を続け、症状の再燃はない。

　勤勉・生真面目な性格で、メランコリー型うつ病の典型例です。罪業妄想を含む精神病性の症状を認め、自殺企図もあり、より重症であると判断されます。薬物療法として一般的な抗うつ薬を選択し、精神病性の症状や強い不安焦燥に対して抗精神病薬を併用しています。
　精神病性の症状を伴わない場合でも、一般に抗精神病薬は抗うつ薬の増強療法として併用されることがあります。特に本症例のような精神病性の症状を伴う重症のうつ病では、抗うつ薬と抗精神病薬の併用療法が有効とされています。抑うつ症状が重篤なときに心理社会的な介入、特に内省的なサイコセラピーを導入しても、「頭が働かない」といった症状のために実施することが困難ですし、むしろ本人の悲観的な気持ちや罪業念慮を悪化させてしまう場合もあります。本症例でも、まずは休養を促し、適切な薬物療法などを行って症状がある程度改善した後に心理教育をすることで、本人の振り返りを促し、退院後の再燃予防につなげることができました。なお、抗うつ薬の増強療法としての抗精神病薬の使用において、アリピプラゾール以外は保険適用外である点には注意が必要です。

症例 2：老年期に精神病症状を伴う抑うつ状態（退行期メランコリー）を発症した 60 歳代女性

　60 歳代女性。専業主婦。元来、活発な性格で、子どもが独立後は夫と 2 人暮らし。あるとき腸閉塞となり絶食で入院治療を受けたが、回復後も腹部の不快感を心配して食事を減らすようになった。体重も減少傾向で近医に何度も受診し精査を受けるが、検査異常はなく精神的なものだと言われた。ある日「固形物を食べられなくなった」と訴え、内科の薬を含めて一切の固形物を口に入れなくなった。家事もせずに 1 日中自宅で横になって過ごすが、夜間は不眠であり、情動も極端に不安定になり急に流涙したり興奮したりした。総合病院で再度精査されたが異常はなく、精神科病院へ紹介入院となった。「お腹にがんがあって固形物は食べられない」と心気妄想を頑固に訴え、拒薬拒食傾向が続いた。「借金で家を今すぐ追い出される」と貧困妄想を訴え、たびたび家族に電話で助けを求めた。
　エスシタロプラム 10mg から開始。低栄養が進行して経管栄養を必要としたが、時に興奮して経鼻胃管を自己抜去した。SSRI で効果不十分のため、家族に次の治療の選択肢として電気けいれん療法と三環系抗うつ薬の 2 つを提示。薬剤調整を希望したため、アモキサピン

50mg を開始し 150mg まで漸増した。頑固な不眠にはクエチアピン 50mg を投与した。

　徐々に妄想的な発言は減り、食事も自ら取ることができるようになった。低栄養も改善し、体重も増加傾向を認めた。ほかの患者さんとの快活な交流も見受けられ、「もともとの明るい性格に戻った」と家族の評価も良好だった。外泊訓練で家事ができるようになったことを確認し、自宅退院。近医クリニックへ通院し、エスシタロプラム 10mg の単剤のみ処方されており、その後の病状の再燃は確認されていない。

　老年期に身体疾患がきっかけで食事摂取ができなくなった症例です。重度の抑うつ気分、不食に加え、心気妄想、貧困妄想があり、症例 1 と同様に新規抗うつ薬が選択されました。しかし効果が不十分であったため、副作用は多いもののさらなる抗うつ効果を期待できる三環系抗うつ薬に変更し、抗精神病薬も併用しました。抗精神病薬は傾眠やふらつきの可能性もあるため、症状の寛解後には漫然と投与せずに中止して、抗うつ薬の単剤療法に変更しています。

　本症例では選択しませんでしたが、自殺企図や不食など、速やかな効果が必要とされる場合や、精神病性の症状を伴う治療抵抗性うつ病に対しては、麻酔下で行う電気けいれん療法も安全で効果的な治療法の一つとして確立されています。

MEMO

【レーダーチャートの軸について（筆者らの評価に基づく）】
ここでは、フルボキサミンを基準の「3」としてほかの薬剤との比較しています。
- ●効果の強さ：わかりやすさを重視。ガイドライン上は抗うつ薬の効果の優劣はないとされている。内服したときの薬効には個人差があり、必ずしも点数が低いからといって効果が得られないということではない。一般に三環系抗うつ薬は、SSRI・SNRIより確実に効果が得られやすいとされ、難治性のうつ病への使用が勧められている
- ●嘔気の少なさ：嘔気の出現頻度が低いものを高く評価した
- ●眠気の少なさ：眠気の出現頻度が低いものを高く評価した
- ●賦活しにくさ：アクチベーション症候群の出現頻度が低いもの、薬剤プロフィールから賦活がしにくいと考えられるものを高く評価した
- ●効果の速さ：薬効の得られるスピードは薬剤の吸収しやすさや血中濃度の変動によって左右するが、個人の要因も大きい。主に初期用量が有効用量であるかを中心に評価した

2 抗うつ薬〈三環系抗うつ薬〉

古い薬でもしっかり効く

① アミトリプチリン塩酸塩

商品名：トリプタノール

ジェネリック：アミトリプチリン塩酸塩

【適応】うつ病・うつ状態、夜尿症、末梢性神経障害性疼痛

【用量】（うつ病に対して）1日30〜75mgを初期用量、1日150mgまで漸増し、分割経口投与。最大投与量1日300mg

【剤型】錠剤

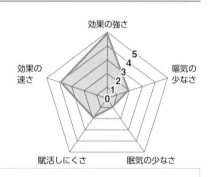

処方のポイント
- •代表的な三環系抗うつ薬である。
- •強力なセロトニン作用により抗うつ効果が期待できる。
- •抗コリン作用が強いため、便秘・排尿障害・口渇に注意が必要。
- •眠気・低血圧など副作用も多いため注意が必要。

この薬の 特徴 は？

　日本では2番目に認可された古くからある薬です。セロトニン作用が強く、抗うつ効果が期待できます。『うつ病ガイドライン』ではSSRI・SNRIなどで効果が得られなかった場合の次の選択肢とされています[4]。**神経障害性疼痛**の適応があり、ガイドラインにも記載があります[5]。嘔気・眠気のほかに低血圧によるふらつきも出やすい薬です。

　抗コリン作用が強いため、閉塞隅角緑内障と前立腺肥大症に対しては禁忌で、高齢者では認知機能を低下させる可能性があります。少量であれば小児の失禁に対して使われます。心疾患をもつ方では注意が必要で、心筋梗塞回復初期の患者さんには禁忌とされます。

　三環系抗うつ薬全般にいえることですが、過量服薬で致命的な不整脈が生じる可能性があり、服薬コンプライアンスに注意をはらう必要があります。三環系抗うつ薬は、半世紀にわ

たる使用経験で効果は実証されていますが、有害事象も多いため注意点が多い薬剤です。採血・心電図を含めた定期的な検査が必要です。

2 抗うつ薬 〈三環系抗うつ薬〉

抗うつ薬で唯一使える点滴薬

② クロミプラミン塩酸塩

商品名：アナフラニール®

【適応】うつ病・うつ状態、ほかに遺尿症、強迫性障害など

【用量】〈錠剤〉（うつ病に対して）1日50～100mg、1～3回
分割経口投与から始める。最大投与量1日225mg
〈点滴〉生理食塩液または5％ブドウ糖注射液250～
500mLに1A 25mgを加え、2～3時間にわたって1日
1回点滴静注する。1回3A 75mgまで漸増可

【剤型】錠剤、点滴

処方のポイント
- 古くからある三環系抗うつ薬の一つ。
- 唯一点滴で使え、内服できない患者さんに使用できる。
- 強力なセロトニン作用により抗うつ効果が期待される。
- 抗コリン作用・低血圧など副作用も多いため注意が必要。

この薬の 特徴 は？

　セロトニン作用が強いため抗うつ効果が期待できます。日本では抗うつ薬で**点滴の剤型のものは本剤のみ**で、肝臓での代謝を経ずに（初回通過効果がない）脳に届くため、低用量でも速やかな効果が期待できるとされます。また、重度の抑うつ状態で内服ができない方や、周術期・身体疾患で内服が不可とされる方にも使用可能です。適応外ですが強迫性障害でも使用され、難治例に使われます。

　抗コリン作用が強いため、閉塞隅角緑内障と前立腺肥大症に対しては禁忌ですが、少量では小児の失禁に対して使われます。心血管系へ負担がかかりやすいため、心筋梗塞回復初期の患者さんやQT延長症候群の心電図異常がある患者さんでは投与禁忌とされます。

2 抗うつ薬〈三環系抗うつ薬〉

（抗うつ＋抗精神病）薬

③ アモキサピン

商品名：アモキサン®

【適応】うつ病・うつ状態
【用量】1日25〜75mgから1〜数回に分割経口投与、効果不
十分なら1日150mgまで漸増。最大投与量1日300mg
【剤型】カプセル、細粒剤

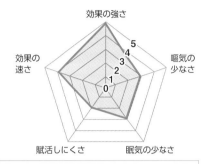

処方のポイント
• 精神病性うつ病に効果が期待できる。
• ドパミンD_2受容体遮断作用による抗精神病作用がある。
• 鎮静作用が三環系抗うつ薬としては少ない。

この薬の 特徴 は？

　セロトニン作用のほかに強力なノルアドレナリン作用があり、意欲の上昇が期待できます。抗うつ薬のなかではドパミンD_2受容体遮断作用が強いため、**抗精神病薬を使用せずとも精神病性うつ病の改善が期待できます**。

　三環系抗うつ薬のなかでは比較的抗コリン作用や心血管系への副作用が少なく、眠気も起こりにくいと考えられています。それでもSSRIなどの新規抗うつ薬と比較すると注意が必要です。閉塞隅角緑内障では使用禁忌であり、前立腺肥大症では尿閉のリスクがあります。心筋梗塞の回復初期患者さんでも使用禁忌です。

元気になりすぎ注意、効果は強いが止めにくい

④ パロキセチン塩酸塩水和物

商品名：パキシル、パキシル CR

ジェネリック：パロキセチン

【適応】うつ病・うつ状態、パニック障害、強迫性障害、社会不安障害、外傷後ストレス障害。薬効として効果を期待できる抑うつや不安を主症状とする幅広い疾患に応用される

【用量】（うつ病に対して）初期用量 1 日 10 ～ 20mg（12.5 ～ 25mg）から開始し、1 日 1 回夕食後に経口投与、原則 1 週間で 10mg（12.5mg）ずつ増量。最大投与量 1 日 40mg（50mg）
＊（ ）は CR 錠の用量

【剤型】錠剤、徐放剤

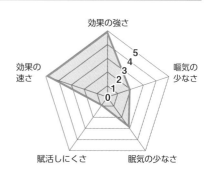

処方のポイント
• 強いセロトニン作用で効果が期待できる。
• 攻撃性や不安焦燥が入り混じったアクチベーション症候群のリスクがある[1]。
• 減量中止の際は離脱症状が出現しやすい。
• 抗コリン性の副作用が出現する。

この薬は なぜ処方 されている?

　効果が強いため速やかな症状の改善が期待されます。特に**中等度以上の抑うつ症状や症状の強いパニック障害・強迫性障害**で効果が期待できます。SSRI のなかではさまざまな受容体と親和性があり、効果が期待できる反面、副作用が多く出現します。嘔気のほか、抗コリン作用も SSRI としては強いため、便秘も高い頻度でみられます。男性では性機能障害が起こる場合があります。また、離脱症状の危険性があり、特に減量中止の際は離脱症状が出現しやすく、身体的なしびれ感・ふらつきや、精神症状の急激な悪化が生じる可能性があります。急激な血中濃度の低下による離脱症状を減らすため、徐放剤（CR 錠）が発売されています。

　投与の開始時と終了時の両方に注意が必要な薬剤です。

看護師&心理職などが知っておきたい 副作用

　投与初期から増量するにしたがい、不安焦燥から自殺企図のリスクが高まる場合があります。活動性が増したと思ったら躁転して大きなトラブルになったり、躁症状でなくても易怒性や脱抑制的な行動が増えたりすることがあります。病前のパーソナリティを評価して、行動化しやすい人かを確認していくことも必要だと考えます。

ゆっくり＆着実に効く

⑤ セルトラリン塩酸塩

商品名：ジェイゾロフト®

ジェネリック：セルトラリン

【適応】うつ病・うつ状態、パニック障害、外傷後ストレス障害

【用量】1日25mgを初期用量とし、1日1回経口投与。1日100mgまで漸増

【剤型】錠剤、口腔内崩壊錠

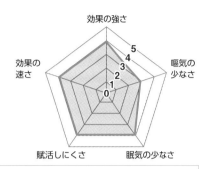

処方のポイント

• 少量から開始するので副作用を確認しやすいが、効果は遅い。

• 漸増に比例した薬効の増加が期待できる。

• 下痢になりやすい。

この薬の 特徴 は?

　効果はセロトニン作用が主であり、抑うつのほかに不安を和らげる作用が期待できます。副作用は消化器症状が中心です。SSRIの特徴を象徴する薬剤といえます。

　初期用量25mgから増量する必要があり、**効果が得られるまでに時間がかかります**。薬の用量に応じて血中濃度が比例関係となるため、増減と薬剤の効果・副作用が予測しやすいです。薬剤の副作用が気になる患者さんでは漸増の速度を落として少しずつ増やしていきます。

　下痢が起こりやすいため、もともと便秘傾向の患者さんに処方すると便秘が改善したと言われることがあります。

不安にも効果、誰でも飲みやすい抗うつ薬

⑥ エスシタロプラムシュウ酸塩

商品名：レクサプロ®

【適応】うつ病・うつ状態、社会不安障害。薬効として効果を
　　　　期待できる不安を主症状とする疾患に応用される

【用量】1日1回夕食後に 10mg を経口投与、1週間以上の間隔
　　　　を空けて最大投与量 1日 20mg まで増量

【剤型】錠剤

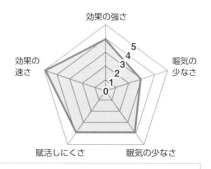

処方のポイント
- ほとんどセロトニンだけに作用が限定される。
- 副作用は少ない。
- 薬物相互作用も少ない。
- 基礎疾患がある高齢者でも使いやすい。

この薬の 特徴 は？

　SSRI のなかでも、**特にセロトニンだけに選択的に作用する**薬と考えられています。社交不安障害への適応があり、抑うつに伴う不安に効果が期待できます。副作用が少ないといわれている SSRI で、さらに副作用が少ない薬です。眠気がみられることは少なく、薬物相互作用もほとんどないため、併用薬の有無を気にせず使用できます。初回投与量の 10mg から有効用量であるため、漸増せずに効果を早く得られます。半減期も 24 時間以上でゆっくり血中濃度が減少するので、離脱症状が発症する可能性も低いです。軽症例から重症例まで幅広く使用できます。まれに心電図に QT 延長という軽度の異常が出現する可能性があるため、心電図に変化がないかを評価する必要があります。

看護師&心理職などが知っておきたい 副作用

　副作用が少ないといっても、投与初期では SSRI の副作用である嘔気を訴えることがあります。そのため、夕食後薬としての使用が勧められていますが、就寝前に近い時間帯に遅らせてもよいでしょう。半錠（5mg）からの導入も推奨できます。場合によっては、制吐剤を併用します。処方開始時に「この嘔気は一時的で、しばらくしたら落ち着きますよ」と事前に伝えることが大事です。

日本初の SSRI

⑦ フルボキサミンマレイン酸塩

商品名:デプロメール®、ルボックス®

ジェネリック:フルボキサミンマレイン酸塩

【適応】うつ病・うつ状態、強迫性障害、社会不安障害
【用量】成人で1日50mgを初期用量とし、1日2回に分割経口
投与。1日150mgまで増量。小児では1日1回25mg
の就寝前経口投与から開始
【剤型】錠剤

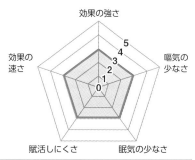

処方のポイント	・日本初の SSRI。
	・薬物相互作用により他剤を併用しにくい。
	・強迫性障害では小児にも使える。

この薬の 特徴 は?

　日本初の SSRI です。1日2回の投与が必要です。肝臓のさまざまな代謝酵素を阻害する
ため薬物相互作用が起こりやすく、身体的な治療薬を含めた併用薬の使用が難しい薬です。
古くから統合失調症・自閉症へ適応されたピモジド（オーラップ®〈2020年に販売中止〉）、
筋弛緩作用から神経難病へ使用されるチザニジン（テルネリン®）、不眠症治療薬のラメルテ
オン（ロゼレム®）とは併用禁忌となっています。それでも現在も使われている理由としては、
強迫性障害への数少ない保険適用可能な薬剤であるという点と、小児でも8歳以上であれば
強迫性障害の治療に使用できるという点があります。

日本初の SNRI

⑧ ミルナシプラン塩酸塩

商品名：**トレドミン**®

ジェネリック：ミルナシプラン塩酸塩

【適応】 うつ病・うつ状態
【用量】 1 日 25mg を初期用量とし、100mg まで漸増可能。1
　　　　日 2～3 回食後に分割経口投与
【剤型】 錠剤

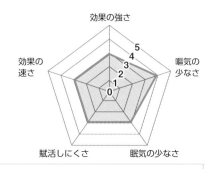

処方のポイント
・古くから使われる SNRI。
・疼痛を有するうつ病にも効果を期待できる。
・半減期が短いので 1 日複数回の内服が必要。

この薬の 特徴 は？

　日本で最初に発売された SNRI ですが、デュロキセチンとベンラファキシンの登場で使用
される場面が減ってきています。ノルアドレナリン作用を有する本剤は慢性疼痛への改善が
期待できますが[5]、日本には適応病名がありません。半減期が 8 時間程度と短く、1 日数
回に分けて飲む必要があります。腎疾患を並存する患者さんにも処方しやすく、ほかの
SNRI で使用できない**重度の腎機能障害があっても禁忌ではありません**。前立腺疾患などで
尿閉のある患者さんの使用は禁忌です。

② 抗うつ薬〈SNRI〉

やる気＋抗うつ＋痛みの減弱

⑨ デュロキセチン塩酸塩

商品名：**サインバルタ**®

ジェネリック：デュロキセチン

【適応】うつ病・うつ状態、糖尿病性神経障害、線維筋痛症、
慢性腰痛症、変形性関節症

【用量】（うつ病に対して）1日20mgより開始し1日1回朝食
後に経口投与、1週間以上の間隔を空けて1日用量とし
て20mgずつ増量する。最大投与量1日60mg

【剤型】錠剤、カプセル、口腔内崩壊錠

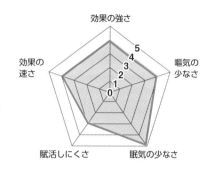

処方のポイント

• ノルアドレナリン作用により意欲を高めて疼痛を減らすことが期待できる。

• 鎮静が少なく不眠には注意が必要。

この薬の 特徴 は？

　セロトニン作用に加えてノルアドレナリン作用があるため、抑うつ不安の改善だけでなく意欲の低下に対しても効果が期待できると考えられています。加えて、近年の慢性疼痛と脳内神経活動の研究より、ノルアドレナリン作用が疼痛を和らげることがわかってきています。日本において抗うつ薬として販売された本剤は、その後に慢性疼痛の適応病名を取得して精神科領域以外でも使用場面が広がっています。

　副作用としては、嘔気などの消化器症状のほか、ノルアドレナリン作用により血圧の変動が起こりやすく、高血圧と低血圧の両方に注意が必要です。排尿や瞳孔の動きに関係するノルアドレナリン神経を阻害すると、排尿障害や緑内障の悪化につながるため、閉塞隅角緑内障の患者さんでは禁忌とされます。眠気の報告も多いですが、ノルアドレナリンによる覚醒作用が睡眠障害の原因になり得るため、朝の投与が勧められています。重度の肝機能・腎機能障害では禁忌とされます。

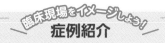

症例紹介

▶ 痛みとうつをかかえる 40 歳代女性

　育児をしながら仕事にも積極的に参加して日々を忙しく過ごされていました。もともと頑固な肩こりや腰痛に悩まされており、仕事の繁忙期を過ぎたあたりから不眠や肩こりが悪化し、仕事や家事に支障をきたすようになりました。近医内科を受診して睡眠薬や痛み止めを処方されましたが、改善は一時的でした。日中倦怠感を感じ考えがまとまらず、仕事でミスが目立つようになり、徐々に悲観的な訴えが増えていきました。家事にも時間がかかるようになり、「料理が思いつかない」と泣き出したところを家族に心配され、近医脳神経外科を受診しましたが検査で異常は指摘されず、精神疾患の疑いで近医精神科クリニックに紹介されました。

　抑うつ気分・意欲の減退や自責感を認め、倦怠感が強く就労や家事が困難になっていたため、まず自宅での安静を求めました。休職を指導し睡眠薬を処方して自宅で安静にしてもらいましたが、横になっても体のさまざまな部位の痛みを訴え、2 週間しても病状の改善は得られませんでした。

　そこで、デュロキセチンを 20mg から開始し、徐々に増量したところ、投与 1 週間で「体が軽くなった」と自覚し、抑うつ感や疼痛の訴えが減っていきました。1 カ月の休職期間を経て、職場に復帰。まだ十分には仕事に参加できませんでしたが、職場の理解を得て産業医面接を経て就労しました。治療開始 3 カ月を経たころには、以前と同じ業務を時間をかけながらもできるようになり、家事に関しても一部は家族に任せつつできるようになりました。倦怠感だけでなく、長年悩まされた腰痛や肩こりも消退傾向がみられ、セルフケアやリラクゼーションの方法を自ら勉強し、治療から半年たったころには「今までで一番元気かもしれない」と話されました。その後も定期的な通院を続け、翌年の繁忙期を過ぎても症状の再燃は確認されていません。

MEMO

低用量で不安、高用量で不安と意欲の低下へ効果

⑩ ベンラファキシン塩酸塩

商品名：**イフェクサー® SR**

【適応】うつ病・うつ状態
【用量】1日1回37.5mgを初期用量とし、1週間後より1日75mgを1日1回食後に経口投与。1週間以上の間隔を空けて1日75mgずつ漸増可能。最大投与量1日225mg
【剤型】カプセル

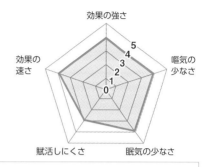

処方のポイント
・日本最新のSNRI。
・抗うつ効果に加え、低用量で不安へ効果があり、高用量で不安と意欲の低下が改善できる。
・血圧の変動に注意。

この薬の **特徴** は？

　低用量ではセロトニン作用が強く、不安を改善できます。高用量ではセロトニン作用にノルアドレナリン作用が追加され、不安だけでなく意欲の向上が期待できます。37.5mgが開始用量ですが、75mgから有効用量とされており、効果発現までは少し待つ必要があります。投与開始時はセロトニン作用で嘔気が出現し、増量に伴って血圧の変動に注意が必要となります。**めまい・頭痛・便秘・排尿障害も比較的頻度が高く起こります。**人によっては薬物相互作用が問題となる場合があります。重度の肝機能・腎機能障害では禁忌とされています。

看護師＆心理職などが知っておきたい **副作用**

　用量依存性に効果と副作用が変化するため、嘔気が収まったころに漸増すると、頭痛や高血圧、排尿障害が生じる可能性があります。血圧を時々測定するように患者さんにお願いしておくとよいでしょう。

2 抗うつ薬〈NaSSA〉

抗うつ薬＋睡眠薬＋食欲増進剤

⑪ ミルタザピン

商品名：レメロン®、リフレックス®

ジェネリック：ミルタザピン

【適応】うつ病・うつ状態
【用量】1日15mgを初期用量とし、15〜30mgを1日1回
就寝前に経口投与。1週間以上の間隔を空けて1日
15mgずつ増量可能。最大投与量1日45mg
【剤型】錠剤、口腔内崩壊錠

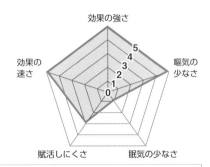

処方のポイント	・ほかの抗うつ薬と異なる作用機序で、嘔気はほとんどない。
	・眠気の副作用が多いが、それが睡眠薬の代わりとして使える。
	・食欲増多の副作用もあるが、体重減少の著しいうつ病の患者さんには最適。

この薬の **特徴** は？

ノルアドレナリン作動性・特異的セロトニン作動性抗うつ薬（NaSSA）という名前にあるように、ほかの抗うつ薬がセロトニン再取込み阻害によるセロトニン作用の増強であるのに対して、**全く違う作用機序**をもっています。本剤はノルアドレナリン神経終末でα_2受容体というアドレナリン受容体の一種に作用し、ノルアドレナリンの放出を増加します。またセロトニン神経系にも間接的に作用するといわれています。

初期用量の15mgから有効であり、効果の立ち上がりが速いです。ヒスタミン作用も強いため、眠気と食欲増進の副作用があり、うつ病の患者さんにおいて多く認める頑固な不眠と体重減少を軽減することができます。睡眠導入剤を常に使用しているうつ病の患者さんの併用薬を減らすことにつながります。

嘔気や性機能障害は少なく、抗コリン作用や薬物相互作用も強いわけではありません。**高齢者にも比較的使いやすい**です。

看護師＆心理職などが知っておきたい **副作用**

副作用として眠気が多くみられる薬であり、投与初期は過鎮静による起床時のふらつきに気をつける必要があります。1週間程度で徐々に慣れてきて、その後気にならなくなることが多い印象です。うつ病が改善した後に食欲が普通に戻ることで、体重増加が問題になることがあります。その場合は減量も考慮されますが再燃の可能性もあるため、よく相談していくことが必要です。

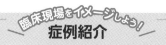

症例紹介

▶ 認知症との鑑別を要したうつ

　20歳代で結婚し、長く専業主婦として3人の子どもを育て上げた60歳代女性のケースです。子どもが独立し夫の定年退職の話が出てきたころから老後の金銭的な心配をするようになりました。当初は貯金のやりくりなどを夫と相談する程度でしたが、徐々に「お金が足りなくなるかもしれない」と訴えることが多くなりました。もともと頑固な不眠があり、近医内科で睡眠薬を処方されていました。食事を取らなくなり徐々に体重が減っていましたが、夫は退職の引き継ぎで忙しくしており気付くことができませんでした。ある日、自宅で倒れているところを夫に発見され救急搬送、脱水と栄養障害の診断で1週間点滴加療されました。「頭が働かない」「入院費がもったいない」と訴え夜間不穏になり退院を希望するため、家族が付き添って何とか入院治療を継続させました。本人は「食事の味がしない」「体が動かない」「物忘れがひどい、認知症になってしまった」と訴えましたが、画像検査を含めて身体的な検査所見で明らかな異常はみられませんでした。

　改訂長谷川式簡易知能評価スケール（HDS-R）では20点と認知機能低下が疑われ、精査加療のため精神科病院へ紹介入院となりました。抑うつ・不安焦燥・心気妄想・不眠・食思不振を認め、入院日よりミルタザピン15mgが開始されました。1週間ごとに15mgずつ漸増され、投与初期はふらつきや口渇・排尿困難感を訴えましたが徐々に訴えは減っていきました。せん妄リスクが高いと判断され、それまでの睡眠薬は中止となりましたが、不眠の悪化は認めませんでした。ミルタザピンを45mgに増量したところで表情が明るくなり、入院費を心配することもなくなりました。徐々に食欲も改善し体重も戻ってきて、入院後2カ月でHDS-Rを再検すると29点と改善を認めました。心配した子どもが退院後は一緒に住むようになり、退院後の再燃はありません。定期的な通院を続け、夫が退職した際にも金銭の不安を訴えることはありませんでした。

MEMO

ゆっくり効く睡眠導入剤

⑫ トラゾドン塩酸塩

商品名：**レスリン**®、**デジレル**®

ジェネリック：トラゾドン塩酸塩

【適応】うつ病・うつ状態
【用量】1日75〜100mgを初期用量とし、1〜数回に分割経口投与。最大投与量1日200mg
【剤型】錠剤

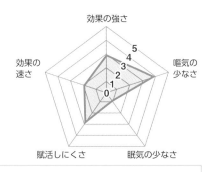

処方のポイント
- 眠気が強い。
- 眠前薬として使われることがほとんどである。
- 低活動性せん妄の治療として使われることがある。

この薬の **特徴** は？

　セロトニン受容体への直接作用と、セロトニン再取込み阻害作用をもち、SSRIとは違った効果を期待できます。鎮静作用が強く、また半減期が6時間程度と短く複数回内服が必要で、日中の活動に眠気が影響するため、抗うつ薬としては使われなくなっています。嘔気は起こりづらいですが、便秘や血圧低下が生じることがあります。

　保険適用外ですが、強い鎮静作用と睡眠に対して良い影響もあることから、**眠前薬として使用される**ことが多いです。25〜50mgを1日1回就寝前に投与します。睡眠導入効果は一般的な睡眠導入剤よりも緩やかであるため、前もって患者さんに伝えておくと切り替えに際して不満が少なくなると思います。

　これも保険適用外ですが、低活動性せん妄（主に見当識障害と活動性の低下がみられ、興奮の少ないせん妄）に対しての治療の選択肢とされています。緩やかな抗コリン作用があるため、量が多いと口渇や便秘になりやすくなります。

効果と副作用の少なさのバランスが良好

⑬ ボルチオキセチン臭化水素酸塩

商品名：**トリンテリックス**®

【適応】うつ病・うつ状態
【用量】1日1回10mgを経口投与。1週間以上の間隔を空けて漸増。最大投与量1日20mg
【剤型】錠剤

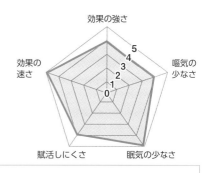

処方のポイント
- 日本で最も新しい抗うつ薬。
- セロトニン作用が効果の中心でも嘔気は少ない。
- 近年の大規模調査では、効果と副作用の少なさとのバランスが最も優れているとされている。

この薬の 特徴 は？

　2019年に日本において認可された、**最も新しい抗うつ薬**です。セロトニン再取込み阻害作用という従来のSSRIと同じ作用をもちながら、さらに多彩なセロトニン受容体への調節作用を併せもっており、セロトニン作用が強いにもかかわらず嘔気の副作用が多くないという、これまでにない特徴をもっています。日本ではまだ新しいですが、海外では2013年から使用経験があり、大規模なメタ解析[6]では薬剤同士の比較で副作用の少なさ、有効性ともに高く評価されています。

　投与初期から有効用量で使用でき、速やかな効果を期待できます。副作用としては嘔気が多く、眠気が生じることもあるようですが、それでも他剤より頻度は少ないと思われます。半減期が60時間以上と長いことも特徴で、減薬中止の際の離脱症状のリスクも低いです。ただ、新しい薬なので実際の日本での使用経験はこれから報告されていくことになります。

引用・参考文献

1) 厚生労働省 平成21年度第2回薬事・食品衛生審議会 医薬品等安全対策部会. 議事次第資料 No.2-5. 三環系、四環系抗うつ薬等と攻撃性等について. 2009. https://www.mhlw.go.jp/shingi/2009/11/dl/s1106-11o.pdf（2021.9.9閲覧）

2) 野村総一郎. 精神科身体合併症マニュアル：精神疾患と身体疾患を併せ持つ患者の診療と管理. 野村総一郎監修. 東京, 医学書院, 2008, 247-50.

3) Stahl, SM. "抗うつ薬". ストール精神薬理学エセンシャルズ：神経科学的基礎と応用. 第4版. 仙波純一ほか監訳. 東京, メディカル・サイエンス・インターナショナル, 2015, 309-400.

4) 気分障害の治療ガイドライン作成委員会. うつ病治療ガイドライン. 第2版. 日本うつ病学会監修. 東京, 医学書院, 2017, 160p.

5) 日本ペインクリニック学会 神経障害性疼痛薬物療法ガイドライン改訂版作成ワーキンググループ編. 神経障害性疼痛薬物療法ガイドライン. 改訂第2版. 東京, 真興交易医書出版部, 2016, 259p.

6) Cipriani, A. et al. Comparative efficacy and acceptability of 21 antidepressant drugs for the acute treatment of adults with major depressive disorder : a systematic review and network meta-analysis. Lancet. 391（10128）, 2018, 1357-66.

7) 気分障害の治療ガイドライン作成委員会編. 大うつ病性障害・双極性障害治療ガイドライン. 日本うつ病学会監修. 東京, 医学書院, 2013, 62.

8) 日本うつ病学会・気分障害の治療ガイドライン作成委員会. 日本うつ病学会治療ガイドライン：Ⅱ. 大うつ病性障害. 2019, 46. https://www.secretariat.ne.jp/jsmd/iinkai/katsudou/data/20190724-02.pdf（2021.11.15閲覧）

（松尾 敬太朗）

③ 気分安定薬

双極性障害の生涯罹患率は約1%程度といわれ、再発頻度の高い疾患として知られています。そのため、薬物療法が治療の基本であり、双極性障害を発症した方は気分安定薬を長期的に内服することになります。機能障害が寛解期に残ることは少ない疾患ですが、若くして発症する方も多く、躁病エピソードやうつ病エピソードを繰り返すたびに心理社会的な傷を抱える人もいるため、予防薬を続けることがとても大切になります。また、精神科においては双極性障害以外にもイライラや情動不安定性を抱える方は多く、感情や衝動性のコントロールのためにこのカテゴリーの薬を内服している人もいます。また、元来てんかんの薬として使用されているものもあるため、抗てんかん薬として処方されることもあるでしょう。ここでは双極性障害治療の中心的役割としての気分安定薬について説明していきます。

気分安定薬は20世紀半ばにリチウムの抗躁作用が発見されたことに始まり、双極性障害の薬物療法の中心として現在まで使用されています。また、現在にいたるまでに抗精神病薬や抗てんかん薬にも気分安定作用が発見され、ガイドラインでも治療の選択肢として取り上げられるようになっています。抗てんかん薬としての使用については別途記載しています（p.145参照）。

気分安定薬の種類はそれほど多くありませんが、それぞれに特徴的な副作用や使用上の注意があります。重篤な副作用や催奇形性などをもち、やや癖があると感じるかもしれませんが、長く服用する大切な薬のため、それぞれの特性をきちんと理解しておく必要があります。双極性障害の患者さんはそもそもの病状による影響や、寛解期に機能障害が残ることが少ないことなども相まって服薬が乱れることがあるため、処方継続については丁寧な説明を要します。治療の根本が薬物療法であることは間違いありませんが、長期的な寛解維持には疾病教育をはじめとした心理社会的治療も重要です。双極性障害を抱えた方の身近な人も「病気さえなければ」と悩みを抱えることもあるでしょう。好発年齢は若いことが多く、学生や壮年期で働き盛りの人などは病的エピソードによって重大な心理的・社会的な不利益を被りかねないため、適切な治療と最大限の予防策を講じることが重要です。

副作用や血中濃度測定など煩わしいことが多く、患者さんが服薬を負担に感じることもあると思いますが、処方の選択肢が限られているため、医師も頭を悩ませるケースもあります。近年、少しずつ薬の選択が増えてきていますが、より継続しやすい治療の発展が望まれています。なぜ薬が処方されているのか、どのような点に注意が必要なのか、それらを理解したうえで患者さんに接して服薬が続けられるようにサポートしていくことが大切です。

❸ 気分安定薬

昔ながらのゴールドスタンダード！

① 炭酸リチウム

商品名：リーマス®

ジェネリック：炭酸リチウム

【適応】躁病、躁うつ病の躁状態

【用量】1日 400 ～ 600mg より開始し、1日 2 ～ 3 回に分割
経口投与する。以後 3 日ないし 1 週間ごとに、通常 1
日 1,200mg までの治療量に漸増する。改善がみられた
ならば症状を観察しながら、維持量通常 1 日 200 ～
800mg の 1 ～ 3 回分割経口投与で漸減する。年齢、
症状により適宜増減

【剤型】錠剤

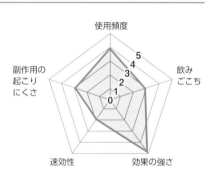

処方のポイント	・双極性障害の第一選択薬。
	・血中濃度の確認が必要であり、副作用や薬物相互作用に注意が必要。
	・てんかんや妊娠中、授乳中は原則禁忌。
	・脱水、腎機能低下にも注意。

この薬は なぜ処方 されている？

　炭酸リチウムは 1949 年に抗躁作用が報告されて、現在にいたるまで双極性障害の治療
の中心的存在です。保険適用もあるように、躁病エピソード、特に多幸感や爽快気分を有す
る躁病に対する治療効果が高いとされています。うつ病エピソード、維持療法いずれも日本
および海外で第一選択の一つとして使用され、気分障害をもつ患者さんにおいて自殺リスク
を軽減することも広く知られています。

　急性期から維持期まで使用する基本の薬ですが、その効果発現には時間がかかり、1 ～ 3
週間程度の時間を必要とします。そのため、特に急性期に抗精神病薬やベンゾジアゼピン系
薬剤などと併用することが多いです。また、適応外使用ではありますが、うつ病において抗
うつ作用の増強を目的に併用されることもあります。

　作用機序としては不明な点も多いですが、神経栄養因子や神経伝達物質によるシグナル伝
達に作用して神経に対して保護的に働くことが想定されています。

治療域と中毒域が近く、中毒域では後述する重篤な副作用が出現し得るため**血中濃度を測定し厳密な管理を行います**。日本のガイドラインでは、治療開始時など用量を決めるときは1週間に1回程度血中濃度測定を行い、維持療法中も2、3カ月に1回の血中濃度測定を推奨しており、海外のガイドラインでも3〜6カ月ごとの定期的な血中濃度測定が必要とされています。有効血中濃度は0.4〜1.0mEq/Lとされており、特に抗躁効果を期待するときは1.0mEq/L程度の高い血中濃度を維持します。過量服薬すると急激に血中濃度が上昇し危険なため、服薬を遵守するよう促し、高齢者においては脱水などにも注意して処方を行います。また、利尿薬や鎮静薬との相互作用を有し、不意に血中濃度が上昇することもあります。

妊娠初期に内服すると心奇形（Ebstein奇形）などの催奇形性を有し、授乳中も原則として服薬を避けるよう促す必要があります。妊娠中など可能であれば服薬を中断することも考えられますが、周産期における病状再燃の頻度が高いことも知られており、より胎児への影響の少ないラモトリギンや抗精神病薬への置換などを検討することも多いです。また、てんかんなどの脳波異常をもつ方にも禁忌となっています。処方にあたり気をつけることの多い薬ではありますが、それでも**双極性障害における抗躁効果、抗うつ効果、維持療法のいずれにおいても治療効果を有し、現在も治療の中心的存在の一つとなっています**。

看護師＆心理職などが知っておきたい 副作用

半減期は18〜30時間で、添付文書上は分服となっていますが、実臨床においては副作用軽減の観点からも夜に1回で内服してもらうことも多いです。腎排泄の薬剤であり、**腎機能障害をもつ患者さんへの投与には注意が必要**です。

副作用としては、**手指の微細な振戦や運動失調、多飲・多尿、甲状腺機能低下、記憶障害、体重増加、鎮静、消化器症状**などの頻度が高いです。まれに徐脈、洞不全症候群、腎機能障害を生じることもあり、過量服薬時には透析治療を必要とすることもあります。

薬物相互作用としてイブプロフェンなどの鎮痛薬（COX-2阻害薬）や利尿薬（サイアザイド系利尿薬）、アンジオテンシン変換酵素阻害薬などを併用するとリチウムの血中濃度が上昇することが知られています。特に高齢者においては脱水になりやすく、身体疾患の併存のため併用薬が多いことがあり、注意が必要です。病状コントロールができていればより低用量での処方が望ましいです。**副作用の多くが用量依存的であり、高用量での副作用発現頻度が高くなります**。血中濃度が1.5mEq/Lを超えると毒性が強く生じ、食欲不振や悪心、下痢などの消化器症状に加えて、筋力低下や傾眠、運動失調、粗大な振戦、筋攣縮など中枢神経に対する症状も出現します。血中濃度が2.0mEq/Lを超えると失見当識やけいれん発作が起こることが多く、進行して昏睡状態や死にいたることもあります。

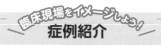

▶ **双極性障害を発症した 40 歳代男性**

　元来、明るく社交的な性格で学生時代から資格取得などを熱心に行い、大学卒業後は寝食を忘れて仕事に明け暮れる様子がありました。3 回の婚姻歴があり、現妻とは 1 年前に入籍し 2 人暮らしをしています。5 年前に立ち上げた会社は順調に業績を伸ばし、私生活でも羽振りが良かったのですが、1 カ月前に海外で挙式を行い帰国後より、夜間不眠が目立ち普段より口調も早くなりました。クレジットカードで高額な品物を見境なく購入し、「すべてがうまくいく。億万長者になる」などと宝くじを大量に買い、妻の制止もきかなくなりました。心配した親類に連れられ病院を受診したところ、初診時に診察者に対して満面の笑顔で「見てください、この時計を。あなたは価値がわかる人だ。時間の概念というものを知っていますか。レオナルド・ダヴィンチの逸話を教えましょう」などと多弁に訴え、まとまりのない状態であったため入院となりました。入院後は保護室にて「特別室に感謝いたします！」などと言い、歌を歌いながら踊る様子もありました。オランザピンと炭酸リチウムを導入し血中濃度を測定しながら用量を調整したところ、徐々に気分高揚や多弁などは改善し、夜間も睡眠がとれるようになり状態は落ち着きました。状態改善後に病棟で開催した疾病教育プログラムで、メディカルスタッフからの話を聞くことで疾病理解が進み、家族も病棟の様子を聞いて安心しているようでした。その後、外泊訓練を繰り返し自宅退院し、現在は外来通院を継続しています。

MEMO

てんかんだけじゃない万能選手！

② バルプロ酸ナトリウム

商品名：**デパケン®、セレニカ® R**

ジェネリック：**バレリン®、バルプロ酸ナトリウム**

【適応】①各種てんかんおよびてんかんに伴う性格行動障害、②躁病および躁うつ病の躁状態、③片頭痛発作の発症抑制

【用量】①②1日 400 ～ 1,200mg、2 ～ 3 回分服（徐放剤は1回可）、③1日 400 ～ 800mg、2 ～ 3 回分服（徐放剤は1回可）、1日 1,000mg を超えない

【剤型】錠剤、徐放剤、細粒剤、顆粒剤、シロップ剤

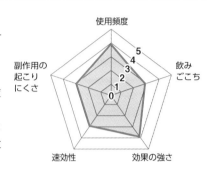

処方のポイント
- 重度の肝障害や尿素サイクル異常、カルバペネム系抗菌薬との併用、妊婦や妊娠の可能性がある女性では禁忌。
- 安全性は高いが、薬物相互作用や副作用に注意が必要。
- てんかんや躁状態は再燃予防のために継続的な服用が必要で、有効血中濃度（40 ～ 120 µg/mL）にあるか確認する。

この薬は なぜ処方 されている？

　もともとてんかんの治療薬として使用され、**全般てんかんにおいては第一選択薬**です。さまざまな新規抗てんかん薬が開発されていますが、現在においてもてんかん治療でよく処方される薬です（p.150 も参照）。

　精神科ではてんかん治療のみならず双極性障害をはじめ、さまざまな場面で使用されています。添付文書やガイドライン上でも認められているように、**双極性障害の躁状態に特に高い効果を発揮し、炭酸リチウムに反応しにくい躁うつ混合状態や急速交代型の双極性障害へ**の治療効果も期待されています。

　炭酸リチウムは作用発現にやや時間がかかり、有効血中濃度と中毒域が近く用量調整にやや繊細さが求められるため、バルプロ酸は気分安定薬のなかでは比較的処方しやすい薬といえるでしょう。また実際の臨床においては、その情動安定作用や鎮静作用から適応外使用もしばしば見受けられます。統合失調症において急性期の興奮が強い状態の鎮静や補助療法のために併用したり、発達障害や知的障害、パーソナリティ障害、認知症などにおいて**怒りっぽかったり衝動的な行動を起こしたりするような人によく使用されます**。また、鎮痛作用を有するため、鎮痛補助薬として緩和医療などで選択薬の一つとなっています。

　抗てんかん薬として発見されてから 50 年以上にわたり幅広く使用されていますが、作用機序としては複雑で不明な点も多く、GABA の増強が知られているほか、多数の遺伝子発

現の調節に関わっているといわれています。謎は多いものの、その臨床的な知見の多さから精神科において幅広く頻用される薬剤です。

看護師&心理職などが知っておきたい 副作用

　まずは催奇形性を有することから女性に処方する際には注意が必要です。添付文書上は片頭痛の予防で使用する際に妊婦で禁忌と記載していますが、てんかんや躁状態においても基本的には使用しません。広く使用される薬剤であるため、やむをえず妊娠可能な女性も内服していることがあり、注意が必要です。患者さんが妊娠を希望しているときや、妊娠が疑われるときは主治医とも相談するよう促しましょう。

　そのほか、**重大な副作用としては劇症肝炎や高アンモニア血症、汎血球減少、薬疹、SIADH による低ナトリウム血症など**に特に注意します。高アンモニア血症や電解質異常による意識障害でぼんやりしている様子を精神症状と見過ごしている例もあるかもしれません。また、頻度が多い副作用には悪心などの消化器症状や頭痛、めまい、傾眠、体重増加、脱毛などがあります。

　また、副作用ではありませんが徐放剤は大きくて飲みにくいといわれたり、糞便中にゴーストピルが排泄されたりすることもあります。普通の錠剤や細粒剤、内用液剤など選択肢が多いことも特徴です。内用液剤はピンク色で甘く味つけされ、小児でも飲みやすいように意図されています。

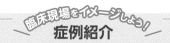

症例紹介

▶ 双極性障害の 50 歳代男性

　30 歳から双極性障害の精神科治療を開始し、複数回の入院歴があります。糖尿病のため軽度の腎機能障害があり、過去にリチウム中毒を起こしたため抗精神病薬のみ継続していたところ、睡眠欲求の減少や活動性の亢進を認め、毎日遠方まで出かけては散財するようになりました。妻や友人も疲弊し手をつけられなくなった折、外出先で赤の他人と口論になり警察沙汰となりました。精神科に入院となり、気分安定薬としてバルプロ酸 600mg を処方したところ、躁状態は徐々に改善し、落ち着いて会話できるようになりました。妻も「昔の穏やかなあの人に戻ったみたい」と話し、本人も躁状態の改善に伴い医療者の言葉に耳を傾けるようになりました。疾病教育プログラムでは自らこれまでの経過の振り返りや不調のサイン、服薬の必要性について語りました。社会復帰に向けたリハビリテーションや準備を行って自宅退院し、その後も安定して外来に通院しています。

▶ バルプロ酸により心理的介入がしやすくなった一例

　50 歳代男性。幼いころ、親の養育放棄のため親戚に預けられて育ち、小学生のときから非行、

シンナー乱用などを繰り返していました。中学生からありとあらゆる違法薬物の乱用歴があり、20歳代では睡眠薬や鎮静薬の投与を求めてドクターショッピングを繰り返していました。「音が鳴らないはずの物から音が聞こえる」などと間歇的な幻覚妄想体験が遷延し、時に精神運動興奮状態で精神科措置入院を繰り返していました。処方を求めるものの、一つの病院につながることはなく出入り禁止を通達されては複数の病院を渡り歩き、時には複数の病院から処方を受けていました。

幻覚妄想状態で自傷行為があり警察に保護され、救急担当病院へ措置入院となりました。慢性的に持続する幻覚妄想体験に対して抗精神病薬を調整し、情動安定のためにバルプロ酸を処方しました。入院当初は「人権侵害だろ！ 早く出せ！」とメディカルスタッフを罵倒する様子もありましたが、薬物療法により幻覚妄想体験は消失し、易怒性・易刺激性も徐々に落ち着いていきました。丹念に面談を繰り返したところ、「いけないとは思っても薬を使ってしまう。社会に生きていたいと思うけど、どうしても社会に馴染めない」と抱えていた苦悩を語り、薬物依存の病識が芽生え、薬物依存症治療プログラムへも参加するようになりました。それまでは不平不満を爆発させ、病棟でもトラブルを起こしがちでしたが、「治療のために病院にいる」と受け入れてからは、メディカルスタッフも介入しやすくなりました。その後退院し、現在も外来通院を継続しています。

コラム バルプロ酸がなぜ処方されるのか

バルプロ酸はてんかんや躁状態にはもちろん、易怒性や衝動性、情緒不安定性などを認める多くの精神疾患において使用されます。「この人はてんかんではないのになぜ？」と思うこともあるかもしれません。

さまざまな患者さんに処方されますが、怒りっぽかったり、衝動的であったりすることは医療者からみると「手を焼く」ケースのこともしばしばで、病状悪化時に周囲が巻き込まれて困ったことになる症例も少なくありません。しかし、バルプロ酸による情動安定に伴い、心理的な介入がしやすくなることもあります。一般に鎮静を期待する薬を使うとき、医療者を含めた周囲の人は「どうか落ち着いてほしい」と思っていることが多いものですが、病状の背景には薬物治療に反応しやすい病的な気分症状だけでなく、元来の発達・人格の偏りや対処能力の低さ、認知のゆがみ、心理社会的な要因などさまざまな因子が考えられます。むしろ薬物による鎮静一辺倒では、精神活動そのものが抑制され患者さんの苦痛も増えるので好ましくありません。

薬物療法が過剰にならないためにも適切な心理的介入は必要不可欠です。バルプロ酸を処方している患者さんのなかには、ひょっとしたら非薬物的な関わりを組み合わせたほうが効果的なケースが隠れているかもしれません。

曲者だけど役に立つ

③ カルバマゼピン

商品名：テグレトール®

ジェネリック：カルバマゼピン

【適応】①てんかん（精神運動発作、大発作など）、②躁病、躁うつ病の躁状態、統合失調症の興奮状態、③三叉神経痛

【用量】①② 1 日 200 〜 400mg、1 〜 2 回分割経口投与。通常 1 日 600mg。増量は 1 日 1,200mg まで、③ 1 日 200 〜 400mg から開始、1 日 600mg を分割経口投与。増量は 1 日 800mg まで

【剤型】錠剤、細粒剤

処方のポイント
- 部分てんかんの第一選択薬で躁病エピソードにも効果あり。
- 興奮や易怒性などに対して鎮静目的で使用することもある。
- 薬疹をはじめとした重篤な副作用や薬物相互作用、催奇形性に注意する。

（レーダーチャート：使用頻度、飲みごこち、効果の強さ、速効性、副作用の起こりにくさの各軸。目盛 0〜5）

この薬は なぜ処方 されている？

　カルバマゼピンは元来てんかんに対する薬であり、神経の電位依存性ナトリウムチャネルを阻害し、特に**部分てんかんに対して第一選択**として使用されます（p.149 も参照）。

　精神科では知的障害の方や、認知症など脳の器質的疾患に伴い精神症状がみられる方がてんかんを合併している例もありますので、内服している患者さんをたびたび見かけると思います。レベチラセタムをはじめとした新規抗てんかん薬の使用頻度も増えていますが、新規抗てんかん薬に起因する精神症状の悪化をしばしば経験することもあります。また、情動安定や衝動制御を行う必要がある場面も多いため、精神科においてカルバマゼピンは比較的処方される傾向にあります。さらに、双極性障害の躁状態に対して**抗躁作用が認められた最初の抗てんかん薬**であり、日本のガイドラインでは躁状態に対する第二選択薬の一つでもあります。

　抗うつ作用や維持療法については有効性を示す報告はあるものの、エビデンスは低く、あまり使用されません。双極性障害においては炭酸リチウムやバルプロ酸の効果がない、あるいは副作用から使えない状況にあるときなどに気分安定薬として検討されることが多いです。統合失調症の興奮状態に適応がありますが、統合失調症に限らず**興奮やイライラで落ち着かない人に処方される**こともあるでしょう。

　また、三叉神経痛に保険適用があるように、鎮痛作用を有し、鎮痛補助薬としても選択肢の一つとなります。てんかんがあり精神症状も認めている方にはよく処方されますが、その

ほか下記に記載する通り副作用や薬物相互作用が多いため、第一選択となることは少ないですが、治療のなかで試行錯誤をしながらカルバマゼピンに行き着き安定する人はしばしば経験します。

看護師&心理職などが知っておきたい 副作用

よくみられる副作用としてはめまい、傾眠、嘔気・嘔吐などがあり、重篤になりうるものとしては薬疹（Stevens-Johnson 症候群）、肝機能障害、汎血球減少、SIADH などがあります。化学構造は三環系抗うつ薬と似ており、添付文書上も三環系抗うつ薬に対し過敏症がある場合は禁忌となっています。また、心筋の刺激伝導系への影響や血球減少をきたす恐れから、高度徐脈や房室ブロック、重篤な血液障害の患者さんにおいても禁忌です。

CYP3A4 にて代謝されますが、カルバマゼピン自身が CYP3A4 を誘導するという特徴的な作用をもっています。そのため、カルバマゼピンを継続投与するなかで薬物代謝が亢進し血中濃度が下がるため、投与量を増やす必要性が生じることがあります。この CYP3A4 は、薬物を代謝する酵素のなかで最も代表的なものの一つであり、カルバマゼピンだけでなく多くの薬物において血中濃度が下がってしまうことになります。また、数は少ないですがカルバマゼピンと併用することで逆に血中濃度が上昇するもの（炭酸リチウムやシクロホスファミド、セレギリンなど）や、カルバマゼピンの濃度を上昇させるもの（CYP3A4 阻害作用のあるフルボキサミン、クラリスロマイシン、エリスロマイシン、シメチジン、グレープフルーツジュースなど）もあり、薬物相互作用が複雑なため併用薬には注意が必要です。添付文書ではリルピビリン、ボリコナゾール、タダラフィルなどが併用禁忌となっていますが、使用においては、できる限り薬物相互作用を調べることが望ましいでしょう。

てんかんの治療において有効血中濃度は 5 ～ 10 μg/mL ですが、双極性障害に関しては厳密な検討はされておらず、臨床症状をみながらてんかんと同じ有効血中濃度範囲での調節を行っています。炭酸リチウムほど治療域と中毒域は近接していないといわれますが、定期的な採血が望ましいと考えられます。また、バルプロ酸ほどではないとされていますが、催奇形性があり、二分脊椎との関連が示唆されています。妊娠中はできるだけ避け、使用するとしても必要最低限とし、葉酸の補充なども検討します。

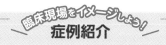
► **精神病性亜昏迷と思われた60歳代女性**

　30歳代で統合失調症を発症し、長年精神科に通院しています。精神病エピソードを繰り返し、複数回の入院歴があります。経時的に人格水準や認知機能の低下があり、ひきこもりがちではありましたが献身的な夫と両親に支えられ、近年は入院もなく自宅生活を送っていました。しかし、あるときから自宅でぼーっとしている様子が増え、問いかけに対する反応性が低下する場面が認められるようになりました。ぼんやりとして家の中をうろつくなどまとまりのない様子がみられ、心配した家族に連れられて精神科外来を受診しました。診察時は焦点が定まらず、質問に対しても反響言語のように繰り返したかと思えば何も返答がなくなる瞬間もありました。自宅生活は困難な状態であり、精神病性亜昏迷として入院となりました。

　入院後、意識障害の鑑別目的に脳波検査を行ったところ、非けいれん性てんかん重積状態（NCSE；nonconvulsive status epilepticus）にあったため、抗てんかん薬の静脈投与などが行われました。臨床経過、各種検査結果から高齢発症の複雑部分発作の全般化と判断され、カルバマゼピンの定期内服が開始されました。意識障害改善後は些細な要求や易怒性を時に認めましたが、薬物調整も相まっておおむね安定し、自宅退院となりました。

MEMO

③ 気分安定薬

ゆっくり着実に！優しく支えてくれる優等生！

④ ラモトリギン

商品名：ラミクタール

ジェネリック：ラモトリギン

【適応】①てんかん患者（部分発作〈二次性全般化発作を含む〉、
強直間代発作、定型欠神発作）における単剤療法、②て
んかん患者（部分発作〈二次性全般化発作を含む〉、強直
間代発作、Lennox-Gastaut 症候群）における併用療法、
③双極性障害における気分エピソードの再発・再燃抑制

【用量】〈単剤療法、あるいはグルクロン酸抱合を誘導する薬剤と
併用しない場合〉最初の 2 週間は 1 日 25mg を 1 日 1
回経口投与、次の 2 週間は 1 日 50mg を 1 日 1 回または 2 回に分割経口投与し、5 週目は 1 日
100mg を 1 日 1 回または 2 回に分割経口投与。6 週目以降に 1 日 200mg で維持。増量は 1 週間以
上の間隔を空けて 1 日量として最大 100mg ずつ、1 日用量は最大投与量 400mg
〈バルプロ酸ナトリウムを併用する場合〉最初の 2 週間は 1 回 25mg を隔日に経口投与、次の 2 週間
は 1 日 25mg を 1 日 1 回経口投与し、5 週目は 1 日 50mg を 1 日 1 回または 2 回に分割経口投与。
6 週目以降に 1 日 100mg で維持。増量は 1 週間以上の間隔を空けて 1 日量として最大 50mg ずつ、
1 日用量は最大投与量 200mg
〈本剤のグルクロン酸抱合を誘導する薬剤を併用する場合〉最初の 2 週間は 1 日 50mg を 1 日 1 回経
口投与、次の 2 週間は 1 日 100mg を 1 日 2 回に分割経口投与し、5 週目は 1 日 200mg を 1 日 2 回
に分割経口投与。6 週目は 1 日 300mg を 1 日 2 回に分割経口投与し、7 週目以降に 1 日 300 〜 400mg
で維持。増量は 1 週間以上の間隔を空けて 1 日量として最大 100mg ずつ、1 日用量は最大投与量 400mg

【剤型】錠剤

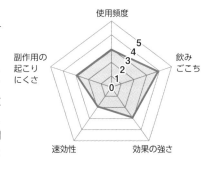

処方のポイント
・双極性障害の維持療法に唯一保険適用があり、抗うつ作用を期待して使用することが多い。
・重症の薬疹を生じる恐れがあるため、投与スケジュールに沿ってゆっくりと増量する。

この薬は なぜ処方 されている？

　ラモトリギンは、日本では 2008 年から販売されている抗てんかん薬です。バルプロ酸
やカルバマゼピンなどの古くからある薬と比較して、新規抗てんかん薬と呼ばれることもあ
ります。

　部分発作に対しては第一選択であり、全般発作においてはバルプロ酸についで第二選択と
なっています。作用機序としては、ナトリウムチャネルやカルシウムチャネル、グルタミン
酸受容体への阻害作用を有しており、それによりてんかん発作を抑制していると考えられま
す（p.151 も参照）。

また、双極性障害に対しては維持療法において日本で唯一保険適用のある薬ですが、実際には抗うつ作用を期待して処方されるケースが多いかと思います。双極性障害では抑うつエピソードの経過が長い方のほうが多いのですが、それに対する治療薬は限られていることもあり、有力な選択肢の一つとなっています。躁状態に対しては悪化させるリスクがあり、むしろ推奨されない薬剤となっています。単極性うつ病に対する増強療法として有用性を報告しているものもありますが、今後の検証が待たれています。炭酸リチウム、バルプロ酸、カルバマゼピンと比較すると催奇形性のリスクが低く、妊娠を予定している方においては胎児への影響を考慮してラモトリギンを使用することもあります。

　下記に述べる重篤な**薬疹のリスク**を減らすためにゆっくりと増量する必要があり、添付文書には細かい投与スケジュールが記載されています。そのため調整に手間がかかり、維持用量まで増やすのに時間を要しますが、**副作用リスクを軽減するためにもきちんと投与スケジュールを守りましょう**。患者さんにも、特に薬疹については事前に説明を行います。服薬遵守が大切なのはどの薬剤にもいえることですが、ラモトリギンは一度中断して半減期の5倍（2〜14日程度）を過ぎると初回投与からやり直すことが勧められていますので、注意が必要です。

看護師&心理職などが知っておきたい 副作用

　ラモトリギンは肝代謝ですが、CYPという代謝酵素ではなくグルクロン酸転移酵素で代謝されます。そのため、同様にグルクロン酸抱合を受けるバルプロ酸と競合したり、グルクロン酸抱合を誘導する薬剤（フェニトイン、カルバマゼピンなど）と併用したりすると血中濃度が上昇する恐れがあります。

　重篤な副作用として皮膚粘膜眼症候群（Stevens-Johnson 症候群）、中毒性表皮壊死融解症（TEN；toxic epidermal necrolysis）、薬剤性過敏症症候群（DIHS；drug-induced hypersensitivity syndrome）などの薬疹が挙げられます。2008〜2015年に死亡例が16例報告され、厚生労働省から安全速報（ブルーレター）が配布されました。投与開始用量が多かったり、増量が早かったり、バルプロ酸との併用時に連日投与で開始されたりするなどの用法用量不遵守の症例であり、**投与スケジュールを守ること**が重要です。重篤でない薬疹の出現頻度も10%程度あるのですが、薬疹出現後に重症化する可能性があるため、すぐにかかりつけ医や皮膚科の受診を促します。傾眠やめまい、胃腸障害、肝機能の検査値異常など、副作用が多いとされていますが、鎮静や体重増加への影響はバルプロ酸などと比較すると少ないです。

　妊娠・出産時においてはどの薬剤もできるだけ中止、あるいは必要最低限にするものですが、抗てんかん薬のなかでラモトリギンは、レベチラセタムと並び催奇形性が少ないとされています。てんかんや双極性障害では薬の中断が難しいことがあり、患者さんと十分に話し合ったうえで治療を計画することが望まれます。

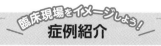

症例紹介

▶ 双極性障害の抑うつエピソードを繰り返す 30 歳代女性

　20 歳代前半から気分の落ち込みを自覚し、うつ状態にて精神科通院を開始しました。一時的に寛解するも、しばらくすると抑うつ状態となることを繰り返し、いくつかの精神科クリニックを転々としました。結婚を期に転居し、転職先を探すもなかなか決まらず、抑うつ気分や意欲低下、不眠などが悪化し、外来受診となりました。前医では双極性障害 2 型と診断されクエチアピンを中心とした治療が行われており、薬効はあるようでしたが、抑うつエピソードを複数回再燃していたためラモトリギンを少量から導入しました。その後、徐々に抑うつ状態は改善し、就職に向けた活動を再開するようになりました。疾病特性や服薬のメリット・デメリットを伝え、日々の行動と気分の波を記録し、どのようなときに不調となりやすいかについて客観的にフィードバックを行うなど、心理社会的治療も組み合わせて、外来通院を継続しています。

引用・参考文献

1) 加藤進昌ほか. "気分障害". TEXT 精神医学. 改訂 4 版. 東京, 南山堂, 2012, 216-35.
2) 日本うつ病学会. 日本うつ病学会治療ガイドライン：Ⅰ. 双極性障害 2020. 2020. https://www.secretariat.ne.jp/jsmd/iinkai/katsudou/data/guideline_sokyoku2020.pdf（2021.8.23 閲覧）
3) Stahl, SM. "リチウム". ストール精神科治療薬処方ガイド. 第 2 版. 仙波純一訳. 東京, メディカル・サイエンス・インターナショナル, 2011, 298-304.
4) Taylor, DM ほか. "双極性障害". モーズレイ処方ガイドライン. 第 12 版上巻. 内田裕之ほか訳. 東京, ワイリー・パブリッシング・ジャパン, 2016, 336p.
5) Yatham, LN. et al. Canadian Network for Mood and Anxiety Treatments（CANMAT）and International Society for Bipolar Disorders（ISBD）2018 guidelines for the management of patients with bipolar disorder. Bipolar Disord. 20（2）, 2018, 97-170.
6) Fountoulakis, KN. et al. The International College of Neuro-Psychopharmacology（CINP）Treatment Guidelines for Bipolar Disorder in Adults（CINP-BD-2017）, Part 3：The Clinical Guidelines. Int J Neuropsychopharmacol. 20（2）, 2017, 180-95.
7) 「てんかん診療ガイドライン」作成委員会編. てんかん診療ガイドライン 2018. 日本神経学会監修. 2018. https://www.neurology-jp.org/guidelinem/tenkan_2018.html（2021.8.23 閲覧）
8) 日本緩和医療学会 ガイドライン統括委員会編. がん疼痛の薬物療法に関するガイドライン（2020 年版）. 2020. https://www.jspm.ne.jp/guidelines/pain/2020/pdf/pain2020.pdf（2021.8.23 閲覧）
9) Stahl, SM. "カルバマゼピン". 前掲書 3. 70-6.
10) 日本総合病院精神医学会治療戦略検討委員会編. "悪性腫瘍". 向精神薬・身体疾患治療薬の相互作用に関する指針：日本総合病院精神医学会治療指針 5. 初版. 東京, 星和書店, 2011, 1-14.
11) 日本総合病院精神医学会治療戦略検討委員会編. "膠原病, リウマチ性疾患". 前掲書 10. 15-34.
12) 日本てんかん学会. "抗てんかん薬の作用機序と副作用". てんかん専門医ガイドブック. 初版. 東京, 診断と治療社, 2014, 31-7.
13) 気分障害の治療ガイドライン作成委員会編. "中等症・重症うつ病". うつ病治療ガイドライン. 日本うつ病学会監修. 第 2 版. 東京, 医学書院, 2017, 61-2.

（久良木 聡太）

④ 精神刺激薬

　精神刺激薬は、**注意欠如・多動症（ADHD）や特殊な睡眠障害への治療薬として使用されています**。ADHD では、前頭葉でのドパミンとノルアドレナリンという神経伝達物質の作用の不均衡さが、多動や不注意などの症状につながっていると考えられます。

　代表的な精神刺激薬であるメチルフェニデートは、脳内ではシナプスにおけるドパミントランスポーター（ドパミンを細胞内に取り込むこと）とノルアドレナリントランスポーター（ノルアドレナリンを細胞内に取り込むこと）を阻害し、興奮性神経伝達物質の作用を強化します。それにより注意力の向上や覚醒作用を得ます。薬理学的にはコカインやアンフェタミンなどの依存性物質と類似した作用ですが、医薬品として改良されており、効果の発現を穏やかにしたり作用部位が多少異なったりすることで、依存性のリスクを低減させています。

　ADHD は不注意・多動性・衝動性の 3 つを主症状とする、神経発達における脳機能障害を背景とした精神疾患です。脳機能の特性として生まれもったものであり、7 歳での就学に伴い特性が顕在化して疾患に気づくことが多いです。3 つの症状すべてが同時に確認されることは多くありません。不注意優位型では学童期の適応は悪くないため気づきにくく、成人して就労上の問題に伴い、うつ病などの併存症とともに初めて指摘されることがあります。衝動性が高いと行為障害となり、思春期のパーソナリティ形成に悪影響を及ぼすこともあります。

　ADHD の治療においては、環境調整などの心理社会的介入が基本であり、特に小児期では養育者による理解と関わり方が大切です。成人期でも特性に合わせた生活指導や就労へのアドバイスが重要になってきます。近年ではメチルフェニデート・アトモキセチン・グアンファシンの 3 つの精神刺激薬が国内で承認され、薬物治療の選択肢が広がりました。いずれの精神刺激薬も小児と成人の両方に適応がありますが、6 歳未満への有効性と安全性は確立していません。2019 年にはリスデキサンフェタミンという新しい中枢神経刺激薬が小児で承認されました。過去にリタリン®の乱用が問題視されたメチルフェニデートは処方に一定の制限があり、専門知識をもつ医師が流通管理システムに登録をしたうえで処方箋が発行され、登録を受けた医療機関・薬局でしか調剤できません。現在では、メチルフェニデート以外にもいくつかの薬物療法の選択が可能になり、社会適応への障壁となる特性を薬物で緩和することが期待されます。症状の緩和により、適応不全による自己価値観の低下を防ぎ、自分らしさをポジティブに受け入れられるようになれるかもしれません。

【レーダーチャートの軸について（筆者らの評価に基づく）】
- ●飲みごこち：薬剤の剤型や内服回数から患者さんの飲みやすさを予測して評価した
- ●効果の強さ：ガイドラインの第一選択の有無を参考に評価。薬剤間で同効果の優劣をつけることは難しいことと、患者さんによって効果の現れ方が異なることに注意
- ●依存性の少なさ：ガイドラインにおける併存症での使用の有無や、薬剤プロフィールを参考に評価した
- ●食欲減退・悪心の少なさ：副作用報告の食欲減退・悪心嘔吐の頻度を総合的に評価した
- ●処方へのアクセス：処方医の登録の必要性の有無、登録した専門的な医師への受診が気軽にできるかどうかを評価した

4 精神刺激薬

中核症状へよく効く

① メチルフェニデート塩酸塩

商品名：**コンサータ**®

【適応】注意欠陥／多動性障害（AD/HD）
【用量】18 歳未満：1 日 18mg を初回用量、1 日 1 回朝経口投与する。1 週間以上の間隔を空けて 1 日 9mg または 18mg の増量。18 ～ 45mg を維持用量とする。最大投与量 1 日 54mg

18 歳以上：1 日 18mg を初回用量、1 日 1 回朝経口投与する。1 週間以上の間隔を空けて 1 日 9mg または 18mg の増量。最大投与量 1 日 72mg
【剤型】錠剤（徐放錠）

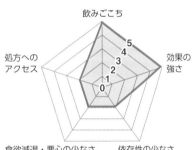

処方のポイント	・ADHD の中核症状への効果が期待できる。 ・食欲低下がよくみられるが、体重減少は多くない。 ・物質使用障害がない場合、依存へのリスクは高くない。 ・処方できる医師は登録医のみ。

この薬の 特徴 は？

　ADHD の治療支援は、まず心理社会的介入が重要ですが、それでも改善が不十分な場合に本剤の使用が考慮されます。効果の確実性から ADHD 薬物治療で優先されるべき薬物とされています。薬理的には脳内でのドパミン作用とアドレナリン作用を高めることにより、不注意症状の改善が得られると考えられています。中枢神経刺激薬とも呼ばれ、ドパミン刺激増強作用は覚醒剤などの依存性薬物と類似していますが、徐放剤にすることで依存をもたらす多幸感を生じにくく、依存性は少ないと考えられています。日本では本剤が発売される以前に、同一成分のリタリン®（徐放剤ではない）の乱用が問題となったことから、処方できる医師が制限されています。処方には、専門的な知識をもった医師の流通管理システムへの登録が必要です。

副作用としては**食欲低下**が比較的よくみられ、朝内服のため昼食を取りにくくなります。学童期では給食を食べられなくなることがあるため、周囲の理解が必要です。食欲低下により体重減少につながる頻度はそう多くありませんが、**小児の場合には成長発達不良への注意が必要**です。ほかに嘔気、下痢、動悸や不眠が生じる場合があります。攻撃性が増強することがあり、行動障害が激しい患者さんへの投与は慎重にすべきとされています。頻度は多くありませんが、幻覚妄想や心血管系への負担が報告されており、一部の心疾患では使用が禁止されています。チックを悪化させる可能性があり、チック症では禁忌です。そのほか、閉塞隅角緑内障、甲状腺機能亢進症、褐色細胞腫のある患者さんでも禁忌です。MAO 阻害薬との併用はセロトニン症候群への危険性から禁止され、抗うつ薬との併用にも注意が必要です。重度のうつ病の患者さんではうつ病が悪化する恐れがあり、禁止されています。すでに物質使用障害を併存している場合は使用できません。

4 精神刺激薬

依存しにくい「覚醒剤」

② モダフィニル

商品名：**モディオダール**®

【適応】ナルコレプシー、特発性過眠症、持続陽圧呼吸（CPAP）療法などによる気道閉塞治療中の閉塞性睡眠時無呼吸症候群に伴う日中の過度の眠気

【用量】成人には 1 日 1 回 200mg を朝に経口投与する。最大投与量 1 日 300mg。小児に対する安全性は確立していない

【剤型】錠剤

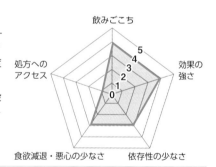

処方のポイント
- メチルフェニデート（リタリン®）に代わる過眠症への治療薬。
- 必要と診断される症例は滅多にいない。
- 処方できる医師は登録医のみ。

この薬の **特徴** は？

過眠症における眠気や睡眠発作に対して、また睡眠時無呼吸症候群の治療困難例における過度の眠気の治療薬として使われます。特にナルコレプシーが代表的な適応であり、疾患の中核症状である**睡眠発作（日中に急に寝てしまう）に対する第一選択薬**とされています。ナ

ルコレプシー自体が希少疾患であり、診断と経過観察のため特殊な睡眠検査機器が必要です。中枢神経刺激薬であるため処方できる医師は事前登録が必要という制限があります。専門外来以外で処方される機会はないと思います。ナルコレプシーの保険適用薬であるメチルフェニデート（リタリン®）と比べて、長時間作用型であるため依存形成のリスクは少ないと考えられています。

　副作用としては頭痛が比較的多くみられ、不眠・口渇、動悸や悪心、食欲低下が出現することがあります。一部の不整脈がある場合は使用できません。

　薬理学的にはメチルフェニデートと同様にドパミントランスポーターを阻害して覚醒作用を生じると予想されています。ADHD治療薬としての適応はありません。海外で有効性の報告はありますが、小規模な研究のため効果は定かではありません。

４ 精神刺激薬

乱用しない・できない薬

③ アトモキセチン塩酸塩

商品名：**ストラテラ**®

ジェネリック：アトモキセチン

【適応】注意欠陥 / 多動性障害（AD/HD）

【用量】18歳未満：1日0.5mg/kgより開始し、1日2回に分けて経口投与。増量は1週間以上の間隔を空け、1日0.8mg/kgとし、1日1.2〜1.8mg/kgで維持する。1日1.8mg/kgまたは120mgのいずれか少ない量を超えないこと

18歳以上：1日40mgより開始し、1日1回または2回に分けて経口投与。その後1日80mgまで増量した後、1日80〜120mgで維持する。ただし、1日80mgまでの増量は1週間以上、その後の増量は2週間以上の間隔を空けて行う。最大投与量1日120mg

【剤型】錠剤、カプセル、内用液剤

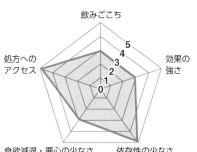

飲みごこち／効果の強さ／依存性の少なさ／食欲減退・悪心の少なさ／処方へのアクセス

処方のポイント
・依存性の心配がない。
・効果が得られるまで1カ月以上かかる。
・処方医の制限がない。

この薬の 特徴 は?

　薬理学的にはドパミン刺激作用は強くなく、ノルアドレナリン刺激作用による不注意の改善が期待されます。メチルフェニデートと比較して効果の確実性は高くありませんが、**チックのある症例でも使用でき、薬物乱用のリスクも少ない**です。非中枢神経刺激薬ともいわれています。そのため、日本では医師の登録が必要なく、比較的処方しやすい薬となっています。

　副作用としては悪心などの消化器症状が起こりやすいです。消化器症状の多くは投与初期に収まるため、胃腸薬で対処可能です。ほかに頭痛や傾眠などが生じる可能性があります。初回投与量は有効用量ではなく、ゆっくりと増量することが必要となっているため、効果を期待するには4週間以上の時間がかかるとされています。ADHDの患者さんは飲み忘れも多いため、有効用量まで増量できないことも少なくありません。

　重篤な副作用の報告は多くありませんが、一部の心血管障害のある患者さんでは禁忌とされ、閉塞隅角緑内障や褐色細胞腫の患者さんでも使用が禁じられています。セロトニン症候群へのリスクのため、MAO阻害薬との併用は禁忌です。

4 精神刺激薬

（中核症状とともに）困った行動も改善に期待

④ グアンファシン塩酸塩

商品名：インチュニブ®

【適応】注意欠陥／多動性障害（AD/HD）

【用量】18歳未満：体重50kg未満の場合は1日1mg、体重50kg以上の場合は1日2mgより経口投与を開始し、1週間以上の間隔を空けて1mgずつ増量。維持用量、最大投与量は体重により異なる

　　　　18歳以上：1日2mgより経口投与を開始し、1週間以上の間隔を空けて1mgずつ増量。維持用量は1日4～6mg。最大投与量1日6mg

【剤型】徐放剤

レーダーチャート：飲みごこち、効果の強さ、依存性の少なさ、食欲減退・悪心の少なさ、処方へのアクセス（目盛り0〜5）

処方のポイント
- 依存性の心配がない。
- 行動障害やチックの改善へ期待。
- 消化器症状が少ない代わりに傾眠や血圧低下が起こりやすい。
- 処方医の制限がない。

この薬の **特徴** は？

　2017 年から小児の ADHD 治療薬として承認を得ており、成人では 2019 年に承認された比較的新しい薬です。中枢のノルアドレナリン受容体の一つである α_2 受容体を選択的に刺激することにより、脳の機能を改善させて不注意を緩和すると考えられています。**衝動性や攻撃性の緩和にも期待できる**とされています。また保険適用外ですが、チック症の改善も期待できるといわれています。依存性の危険はほとんどないと考えられます。中枢神経刺激薬ではないため、処方は登録制ではありません。効果は 1 ～ 2 週間で得られ、メチルフェニデートほどではありませんが比較的早期の効果が期待できます。

　副作用では、もともとは降圧薬としてデザインされた薬なので血圧が低下しやすく、時に失神につながるため注意が必要です。消化器系の副作用は少ないですが、眠気が生じやすく、寝る前に飲むなどの調整をしても日中に眠気が残ることがあります。徐脈などの不整脈が生じる場合があり、一部の不整脈の既往があると処方できません。妊婦にも禁忌とされます。

引用・参考文献

1）齊藤万比古編．"ADHD の治療・支援"．注意欠如・多動症 -ADHD- の診断・治療ガイドライン．第 4 版．東京，じほう，2016，210-313.
2）Taylor, DM ほか．"注意欠如・多動性障害"．モーズレイ処方ガイドライン．第 13 版．内田裕之ほか訳．東京，ワイリー・パブリッシング・ジャパン，2019，430-4.
3）Stahl, SM．"注意欠如・多動症とその治療"．ストール精神薬理学エセンシャルズ：神経科学的基礎と応用．第 4 版．仙波純一ほか監訳．東京，メディカル・サイエンス・インターナショナル，2015，509-42.
4）日本睡眠学会．ナルコレプシーの診断・治療ガイドライン．https://jssr.jp/files/guideline/narcolepsy.pdf（2021.9.3 閲覧）
5）Stahl, SM．"睡眠覚醒障害とその治療"．前掲書 3. 503-5.
6）Wang, SM. et al. Modafinil for the treatment of attention-deficit/hyperactivity disorder : A meta-analysis. J Psychiatr Res. 84, 2017, 292-300.

（松尾 敬太朗）

5 抗不安薬、睡眠薬

　精神科に通院している多くの人が不安や不眠を抱えており、このカテゴリーに分類される薬は臨床現場において高い頻度で使用されます。また、精神科に限らずほかの診療科でもよく処方されていることでしょう。たくさんの抗不安薬や睡眠薬が開発され、広く処方されていますが、その薬の多くはベンゾジアゼピン系薬剤に分類されます。

　現在処方されている睡眠薬は 20 世紀初頭に開発されたバルビツール酸系睡眠薬に始まりますが、鎮静催眠効果や抗不安効果、抗けいれん効果を有するものの、その依存性や離脱症状（薬の中断による不安、不眠、ふるえ、けいれんなど）、中毒死などが問題となっていました。20 世紀半ばに開発されたベンゾジアゼピン系薬剤は、バルビツール酸系睡眠薬と同じく GABA$_A$ 受容体に作用して抗不安効果や催眠作用を有し、さらにその作用部位や高濃度時の受容体への作用の違いなどから中毒死のリスクが低く、安全な薬として広く使用されるようになりました。しかし、**バルビツール酸系睡眠薬ほどではありませんがベンゾジアゼピン系薬剤にも依存性や耐性、離脱、筋弛緩、健忘、せん妄、呼吸抑制、易刺激性の増大といった副作用があります。また、飲酒により作用が増強するため飲酒と合わせることは危険です。**依存性などの問題は年々大きく取り上げられるようになっており、特に依存リスクの高い人やオピオイド併用者、高齢者などにおいては細心の注意が必要とされています。

　ベンゾジアゼピン系薬剤は飲みごこちや抗不安作用、催眠作用、抗けいれん効果などの強弱、血中半減期の長さなどに基づいて使い分けられます。一般的に、効果が強く血中半減期の短いものほど依存や離脱を生じやすいといわれています。一方、血中半減期の長いものは持ち越しや薬の蓄積はありますが、中止するときの離脱は少ないと考えられています。薬の種類が豊富なため、処方医の経験によってどの薬剤を選択するかに若干の差が出ますが、作用特性や作用時間が似ている薬については、そこまで大きな違いはないでしょう。

　ベンゾジアゼピン系薬剤は不安や不眠に対して速やかな効果が実感でき、メリットも多い薬ではありますが、先に述べた副作用などの問題から、**使用に際してはできるだけ短期間とし、漫然と処方が続かないよう気をつける必要があります。**近年は、GABA$_A$ 受容体への作用がより選択的で筋弛緩作用などが軽減された Z-drug（頭文字が Z であることからそう呼ばれる）という薬に加え、メラトニン受容体作動薬、オレキシン受容体拮抗薬など新しい作用機序の睡眠薬が開発され、新たな不眠症治療薬として期待されています。抗不安薬については依然としてベンゾジアゼピン系薬剤が処方される頻度が高いものの、セロトニン受容体作動薬や SSRI などの薬剤も使いながら不安障害の治療を行うことが標準的になっています。抗不安薬や睡眠薬は必要なければ使用しないことが望ましくはありますが、不安障害やうつ病をはじめとした各種精神疾患に伴う不安、不眠はもちろん、緊張病状態の緩和、アルコール離脱せん妄予防、けいれん発作に対する投与などは一般的であり、効果が高いものとして知られています。患者さんの背景を評価してその有用性を見極めたうえで処方し、適切な心理療法を行いながら薬が過剰投与されないように心がけることが大切です。

【レーダーチャートの軸について（筆者らの評価に基づく）】
- ●使用頻度：不安障害、不眠症の患者さんに処方される頻度　　●飲みごこち：剤型、味、服用回数などの総合評価
- ●効果の強さ：抗不安作用、催眠作用、筋弛緩作用、速効性などの総合評価
- ●副作用の起こりにくさ：副作用の生じにくさ　　●離脱の起こりにくさ：薬の中断による離脱症状の生じにくさ

5 抗不安薬、睡眠薬 〈抗不安薬〉

強くて早く効く！

① アルプラゾラム

商品名：コンスタン®、ソラナックス®

ジェネリック：アルプラゾラム

【適応】心身症（胃・十二指腸潰瘍、過敏性腸症候群、自律神経失調症）における身体症候ならびに不安・緊張・抑うつ・睡眠障害

【用量】通常1日1.2mgを3回に分割経口投与し、1日2.4mgを超えない。高齢者においては1.2mgを超えないものとする

【剤型】錠剤

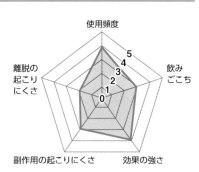

処方のポイント
- ・力価が高く作用時間が短いため、速やかに確実な効果がある。
- ・依存し耐性を獲得するリスクも高い。
- ・長期的に使用していると急な中止で離脱症状が出現する可能性がある。

この薬の 特徴 は？

　ほかのベンゾジアゼピン系薬剤と同様、不安や緊張の緩和のために使用します。**力価が強く比較的短時間で効く**ため、頓服薬として使用されることも多いです。精神科だけでなく内科のクリニックでも睡眠薬代わりに処方されていることもあります。うつ病の急性期に補助療法として使用する頻度も高いです。

　副作用としての依存性や耐性、離脱症状、眠気、筋弛緩作用などはベンゾジアゼピン系薬剤のなかでも強いほうです。添付文書上では急性閉塞隅角緑内障、重症筋無力症、HIVプロテアーゼ阻害薬投与中は禁忌となっています。

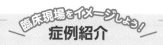

症例紹介

▶ 不安を背景に多彩な不調をきたした30歳代女性

　30歳代女性、仕事や対人関係において悩みを抱えがちで、動悸や息苦しさ、胃部不快感などの不定愁訴を訴え内科クリニックを受診しました。自律神経失調症と診断され、精神科受診を勧められ精神科通院を開始しました。アルプラゾラム1.2mgの内服にて効果を実感し、「だいぶ楽になった気がします」と話すようになりました。外来通院で薬物療法に加えて、心理士によるカウンセリングを導入したところ、自責的で頼まれたことを断れない性格が垣間見えました。通院のたびに支持的な傾聴をしながら、対人関係における適応的な対応について助言を行ったり、認知の修正を促したりすることで病状は安定し、アルプラゾラムはお守りとして持ってはいるものの、ほとんど使用することはなくなりました。

コラム　ベンゾジアゼピン系薬剤の弊害と有益性[1]

　近年、ベンゾジアゼピン系薬剤は依存性などの問題が広く取り上げられるようになっています。2020年9月、アメリカ食品医薬品局（FDA）はすべてのベンゾジアゼピン系薬剤に対しブラックボックス警告（boxed warning）にて乱用や依存、離脱に関するリスクを表示することを指示しました。快楽のため、あるいは不快感から逃避するために薬を乱用し薬物依存となっている人もいますが、病院に通院する多くの人は処方通りに内服しています。毒性が少なく安全な薬であり、決められた通りに飲んでいれば問題ないようにも思えますが、常用量依存といって、指示通りに内服していても長期使用によって薬を中断しようとすると不眠や不安などが悪化し、簡単にはやめられない状態になることがあります。常用量依存では、精神的依存からの乱用にはいたっていないものの、身体的な依存が形成されています。薬への耐性を獲得することで徐々に内服の量が増え、誤用・乱用にいたる危険性も懸念されます。ベンゾジアゼピン系薬剤の弊害が取り上げられる一方で、過度に恐れずに適切な評価をすべきとの意見もあります。世界的権威の医学雑誌であるJAMAやTHE LANCETでも、弊害ばかり強調して適切なベネフィットを得られる機会を奪うべきでない、との意見も掲載されています。漫然とした長期処方は避けるべきですが、得られる効果も適切に評価し、リスクとベネフィットのバランスをとることが重要です。有害性と有益性を常に意識して、適正な薬物療法を維持するためにも、医師を含めてメディカルスタッフからの心理的支援を行うことが大切だと感じます。

110

安定感のあるスタンダードな薬！

② ロラゼパム

商品名：**ワイパックス**®

ジェネリック：ロラゼパム

【適応】神経症・心身症の不安・緊張・抑うつ、心身症の身体
症候
【用量】1日1〜3mgを2〜3回に分割経口投与
【剤型】錠剤

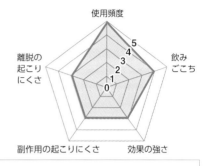

グラフ軸：使用頻度、飲みごこち、効果の強さ、副作用の起こりにくさ、離脱の起こりにくさ（目盛 0 1 2 3 4 5）

処方のポイント

• 抗不安薬として頻用されるが、依存や耐性、離脱のリスクはある。
• 肝臓への負担が軽い。

この薬の **特徴** は？

　ほかのベンゾジアゼピン系薬剤と同様、不安や緊張の緩和のために使用します。半減期は12時間ほどで、アルプラゾラムと比較すると抗不安作用は高いものの**マイルドな飲みごこち**と言われる方が多いです。薬剤の**代謝にCYPが関与せず肝臓への負担も軽い**ことから、アルコール依存症や身体合併症のある方でも比較的使いやすいです。不安時の頓服薬としてもよく使用されます。

　外来ではパニック障害をはじめとした不安障害や神経症の人のお守りとして処方されていることが多いです。適応外ですが、アルコール依存症における離脱せん妄の予防や、統合失調症をはじめとした緊張病を呈する人への緊張病症状の緩和、うつ病急性期の補助療法として使用する頻度も高いです。ほかのベンゾジアゼピン系薬剤と比べて緊張病の効果への有用性が高いという報告もありますが、はっきりとした対象比較試験は乏しいのが現状です。

　ベンゾジアゼピン系の薬剤は作用時間や相互作用以外では処方する医師の使用経験によって処方が分かれることも多いですが、ロラゼパムは多くの医療機関において広く使用されている薬です。

　副作用として、依存性や耐性、離脱症状、眠気、筋弛緩作用があり、できるだけ短期間の使用にとどめたいのはほかの抗不安薬と同じです。添付文書上では急性閉塞隅角緑内障、重症筋無力症は禁忌となっています。2019年にはてんかん重積状態に対して注射製剤（ロラピタ®）が発売されました。

ながーくよく効く！

③ ロフラゼプ酸エチル

商品名：メイラックス®

ジェネリック：ロフラゼプ酸エチル

【適応】神経症・心身症の不安・緊張・抑うつ・睡眠障害
【用量】1日2mgを1〜2回分割経口投与
【剤型】錠剤、細粒剤

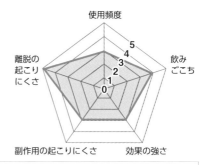

処方のポイント
・超長時間作用型で離脱のリスクが少ない。

この薬の 特徴 は？

　ほかのベンゾジアゼピン系薬剤と同様、不安や緊張の緩和のために使用します。**半減期はなんと122時間と、とても長いのが特徴です。**アルプラゾラムやロラゼパムと比較すると、その作用時間の長さから頓服というよりは定期内服として1日を通して薬効を期待して処方することが多いと思います。**半減期が長いということは、体からゆっくり抜けていく特性**のため、**離脱症状が出にくいと考えられます。**

　ベンゾジアゼピン系薬剤に依存してなかなかやめられない人に対しては、このロフラゼプ酸エチルやジアゼパムのように半減期の長い薬にいったん置き換えてから少しずつ減量することもあります。発作的な症状のお守りというよりは、症状が1日中あるような不安障害やうつ病のベースに据えるようなイメージが多いでしょう。

　副作用として、依存性や耐性、離脱症状、眠気、筋弛緩作用があり、できるだけ短期間の使用にとどめたいのはほかの抗不安薬と同じです。添付文書上では急性閉塞隅角緑内障、重症筋無力症は禁忌となっています。

優しくて使いやすい！

④ タンドスピロンクエン酸塩

商品名：セディール®

ジェネリック：タンドスピロンクエン酸塩

【適応】心身症の身体症候・抑うつ・不安・焦燥・睡眠障害、神経症の抑うつ・恐怖

【用量】1日30mgを3回分割経口投与。1日60mgまで増減可

【剤型】錠剤

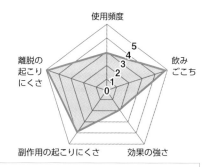

処方のポイント

•ベンゾジアゼピン系ではない唯一の抗不安薬。

•速効性は乏しいが、鎮静や筋弛緩、依存・耐性・離脱のリスクは少ない。

この薬の 特徴 は？

　タンドスピロンは日本で開発され1996年より販売されている抗不安薬で、セロトニン作動性抗不安薬に分類されます。大脳辺縁系にあるセロトニン 5-HT$_{1A}$ 受容体に作用し、亢進しているセロトニン神経活動を抑制することにより、選択的な抗不安作用を示すといわれています。広範にベンゾジアゼピン系薬剤が GABA$_A$ 受容体に作用するという機序とは一線を画しています。日本においてベンゾジアゼピン系でない抗不安薬は、現時点で本剤のみとなっています。

　患者さんの**服用感はベンゾジアゼピン系薬剤と比較すると幾分マイルド**で、飲みごこちの違いを感じる方が多いです。抗うつ薬が受容体のダウンレギュレーション（増加したセロトニンに反応して受容体の数が減ること）を引き起こすまでに時間がかかるのと同様に、**効果発現まで数週を要するため速効性は乏しく**、処方する際にはそのことを伝えておくほうが無難でしょう。

　同じ抗不安薬だからとベンゾジアゼピン系薬剤から一度に切り替えると、ベンゾジアゼピン系薬剤の離脱を生じて病状が悪化するリスクがあります。また、作用機序がセロトニン受容体を介するものであるため、抗うつ薬などと併用する際にはセロトニン症候群に注意しましょう。

　副作用は少ないといってよい薬だと思いますが、眠気やめまいなどが出現する可能性はあるため、そのような症状がみられた際は運転を控えるよう促します。

寝つきの悪さにも中途覚醒にも効く！

⑤ エスゾピクロン

商品名：ルネスタ®

ジェネリック：エスゾピクロン

【適応】不眠症
【用量】通常、成人には 1 回 2mg、高齢者には 1mg を就寝前に
経口投与。成人では 1 回 3mg、高齢者では 1 回 2mg を
超えない範囲で適宜増減可
【剤型】錠剤

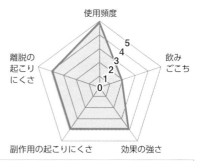

処方のポイント
・ゾピクロンの光学異性体であり、約 2 倍の受容体親和性をもつ。
・非ベンゾジアゼピン系薬剤のなかでは半減期が最も長く（約 5 時間）、入眠困難と中途覚醒 どちらにも効果が期待できる。
・特徴的な副作用として不快な味覚（苦味）がある。

この薬の 特徴 は？

　エスゾピクロンは非ベンゾジアゼピン系と呼ばれる睡眠薬の一種です。これは、ベンゾジアゼピン受容体に作用するものの、ベンゾジアゼピン骨格という構造をもたない薬剤の総称で、ベンゾジアゼピン系睡眠薬よりも筋弛緩作用が出にくく、ふらつきや転倒のリスクが少ないとされています。

　エスゾピクロンに先行する薬としてゾピクロンがありますが、エスゾピクロンはゾピクロンから薬理活性のある部分を分離して作られた薬剤で、約 2 倍の効果が期待できます。半減期は 5 時間程度であり、ベンゾジアゼピン受容体に作用するなかでも超短時間作用型に分類されますが、**ほかの超短時間作用型の薬剤と比較すると半減期はやや長く、入眠困難だけでなく中途覚醒にも効果を発揮します。**

　最近では、せん妄予防などの観点から、スボレキサント（ベルソムラ®）といったオレキシン受容体拮抗薬を第一選択として使用することも多いですが、エスゾピクロンは、それだけでは効果が得にくい場合に併用したり、リスクの低い患者さんでは十分に単剤で第一選択となったりする使い勝手の良い睡眠薬です。また、うつ病に合併する不眠に対しても有効性が示されており、抗うつ薬ともよく併用されます。

　標準的には、2mg を就寝の 20 ～ 30 分前に内服し、効果が不十分な際には 3mg まで増量します。入院患者では、不眠時の頓服として追加内服することも多いです。臨床試験でも耐性や依存性がほとんどなく安全性の高い薬剤ですが、ほかの睡眠薬と同様に、できる限り短期間の使用が望まれます。一般的な副作用や注意点などはほかの睡眠薬と同様で、重症筋

無力症、急性閉塞隅角緑内障では禁忌です。

この薬に特徴的な副作用としては味覚異常（苦味）があり、臨床試験でも 20 ～ 30％台と最も高頻度に報告されます。患者さんには事前に十分な説明を行い、耐えられない場合は変薬の検討が必要です。

---

5 抗不安薬、睡眠薬〈睡眠薬：非ベンゾジアゼピン系睡眠薬〉

一番使われているが適応疾患に注意すべき睡眠薬！

⑥ ゾルピデム酒石酸塩

商品名：マイスリー®

ジェネリック：ゾルピデム酒石酸塩

【適応】不眠症（統合失調症及び躁うつ病に伴う不眠症は除く）
【用量】成人で就寝直前に 1 回 5 ～ 10mg を経口投与（最大投与量 10mg）、高齢者は 1 回 5mg から開始
【剤型】錠剤

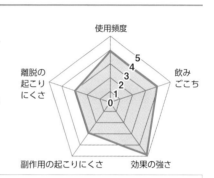

処方のポイント
- 非ベンゾジアゼピン系睡眠薬の代表的薬剤である。
- 超短時間作用型に分類され、なかでも半減期は約 2 時間と短く、特に入眠困難への効果が期待できる。
- 統合失調症や双極性障害に伴う不眠には適応がないことに注意。

この薬の 特徴 は？

ゾルピデムは、非ベンゾジアゼピン系睡眠薬の一種です（非ベンゾジアゼピン系睡眠薬についてはエスゾピクロン〈ルネスタ®〉参照）。ベンゾジアゼピン系睡眠薬よりも安全性が高く、長期にわたり睡眠薬の処方調査でトップの座をキープしています。最近ではスボレキサント（ベルソムラ®）のようなオレキシン受容体拮抗薬が推奨される場面が増えていますが、今後も多く処方され続ける薬剤には違いありません。

ただ、その割に精神科病棟ではなじみが薄く、入院患者に新規で導入される機会は少ないです。その主な理由として、統合失調症や双極性障害に伴う不眠には適応がないことが考えられます。不眠のみで精神科に入院する方はなかなかいませんので、自然と処方する機会は限られます。

この薬の真価は、身体科病棟や外来でこそ発揮されています。**ベンゾジアゼピン受容体に**

作用する薬のなかでも超短時間作用型に分類され、半減期は約2時間と短いです。そのため、サッと眠れて持ち越しも少なく、翌日の仕事にも支障をきたさずスッキリ目が覚める、といった効果が期待できます。外来など密なフォローが難しい場面での、単剤での効果の鋭さと期待度は、やはり特筆すべきものがあります。

　使用法として、5〜10mgを就寝前に内服し、最大投与量は10mgまでとなります。添付文書では重症筋無力症や急性閉塞隅角緑内障に加えて、重篤な肝障害や呼吸機能低下でも禁忌となっています。ベンゾジアゼピン系睡眠薬よりも筋弛緩作用が弱く、耐性や依存性も起こりにくいとされていますが、できる限り短期間の処方が望まれます。

　注意すべき副作用として、一過性前向性健忘やもうろう状態があります。これは、内服後に運転や食事などの複雑な動作を行っているものの、それを自覚していない状態のことです。薬剤に即効性があるがゆえに生じるものだと思われ、内服後はすぐに就寝する必要があります。

5 抗不安薬、睡眠薬〈睡眠薬：メラトニン受容体作動薬〉

自然な睡眠・覚醒リズムを促す！

⑦ ラメルテオン

商品名：ロゼレム®

【適応】不眠症における入眠困難の改善
【用量】8mgを1日1回就寝前に経口投与
【剤型】錠剤

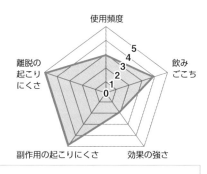

使用頻度／飲みごこち／効果の強さ／副作用の起こりにくさ／離脱の起こりにくさ

処方のポイント
・メラトニン受容体に作用する睡眠薬。 ・安全性が高く、自然な入眠を促す。 ・睡眠・覚醒のリズムを整える。

この薬の 特徴 は？

　メラトニンは脳内の松果体で合成されるホルモンで、日中は光刺激によって合成が抑制され、夜間は分泌が促されて睡眠を誘う作用があり、**睡眠と覚醒のリズムを担います**[2]。ラメルテオンはこのメラトニンが作用する受容体に結合することで、自然な睡眠を促す薬です。

ベンゾジアゼピン系睡眠薬と比較して副作用が少なく、安全性が高いことがメリットです。

　睡眠時間が朝方にずれているなどの**睡眠・覚醒スケジュール障害の方にも有用**とされています[3]。さらに**せん妄を予防する効果**もあるといわれており[4]、せん妄リスクが高い方に使用することもあります。

　主な代謝酵素は CYP1A2 であり、CYP1A2 阻害作用のある**フルボキサミンとの併用は禁忌**となっています。主な副作用としては頭痛、傾眠、倦怠感などが報告されています。

コラム　メラトニンそのものを増やせばよい？

　もともとメラトニンは栄養補助食品として入手可能でしたが、日本では 2020 年にメラトベル®（一般名：メラトニン）という薬が承認されました。これは「小児期の神経発達症に伴う入眠困難」への適応をもつ「メラトニン受容体作動性入眠改善剤」です。メラトニンそのものを増やすことで睡眠を促します。適応は限定的ですが、メラトニンは元から生体内に存在するホルモンのため副作用が少ないと考えられ、今後需要が増える可能性があります。

MEMO

_____

_____

_____

_____

_____

_____

_____

_____

_____

_____

不眠症治療の新定番。副作用も少なく、使いやすい

⑧ スボレキサント

商品名：ベルソムラ®

【適応】不眠症
【用量】成人では 20mg（高齢者では 15mg）を 1 日 1 回就寝
　　　　直前に経口投与
【剤型】錠剤

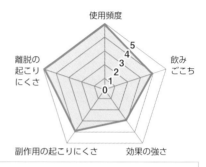

処方のポイント
・従来の睡眠薬と異なり、オレキシン受容体に作用する新しい作用機序の薬。
・依存性や離脱症状の心配が少なく、精神科以外の医師でも処方しやすい。
・入眠と睡眠維持の両方に効果がある。

この薬の 特徴 は？

　スボレキサントはオレキシン受容体拮抗薬という新しいタイプの不眠症治療薬です。オレキシンは覚醒と睡眠を調節する神経伝達物質の一つで、日本人によって発見されました。オレキシンが受容体へ作用すると覚醒が維持されます[2]。スボレキサントはオレキシン受容体を遮断（拮抗）することで過剰な覚醒を抑制し、脳を睡眠状態へ促します[2]。

　従来のベンゾジアゼピン受容体に作用する薬とは違い、**依存性や反跳性不眠（睡眠薬を急に減量・中止した場合に強い不眠が出現すること）の懸念が少ないことや、筋弛緩作用が少ないため高齢者の転倒リスクが減る**といったメリットが期待されており、精神科のみならずほかの診療科においても処方される機会が増えています。不眠症に対して薬物療法を開始する際に「まずはこれから」と処方しやすい薬です。

　スボレキサントは**CYP3A という酵素によって代謝されるため、CYP3A を強く阻害する薬（イトラコナゾール、クラリスロマイシンなど）との併用は禁忌**となっています。

　主な副作用として傾眠、頭痛、疲労などが報告されています。また、ほかの睡眠薬と比較して悪夢をみるという報告がやや多いです[5]。人間はレム睡眠時に夢をみますが、オレキシン受容体の阻害によりレム睡眠が増加するといわれています。つまり、オレキシン受容体拮抗薬を服用すると夢をみやすくなる可能性があります。不眠症の方は日常的にストレスを抱えており、悪い夢をみやすい状態にあるのかもしれません。

睡眠薬界期待のニューフェイス！

⑨ レンボレキサント

商品名：デエビゴ®

【適応】不眠症
【用量】5〜10mgを1日1回就寝直前に経口投与
【剤型】錠剤

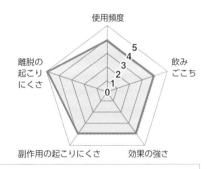

	処方のポイント
	・スボレキサントと同じくオレキシン受容体拮抗薬に分類される薬。 ・スボレキサントと比べてより睡眠に関わる受容体に選択的に作用する。 ・年齢による用量の制限がない。

この薬の 特徴 は？

　レンボレキサントとスボレキサントの作用機序はほぼ同じですが、受容体親和性（受容体への結合のしやすさ）に差があります。オレキシン受容体にはオレキシン1受容体とオレキシン2受容体という2種類のサブタイプが存在し、**主にオレキシン2受容体が睡眠や覚醒に関わる**と考えられています[2]。レンボレキサントはオレキシン2受容体により強く結合する薬で、不眠症へのより強い治療効果が期待されています。

　また、スボレキサントは光や湿度の影響を受けやすいため両面アルミ包装となっており、一包化が困難だったのに対し、レンボレキサントは安定性があり一包化しやすく管理がしやすいというメリットがあります。

　スボレキサントでは高齢者での用量制限がありましたが、レンボレキサントは**年齢によらず同じ用量での服用が可能です**。スボレキサントと違い、CYP3Aを強く阻害する薬（イトラコナゾール、クラリスロマイシンなど）との併用も可能ですが、その場合は2.5mgの用量制限があります。また、中等度の肝機能障害がある患者さんでは5mgまでの使用に制限されています。主な副作用としては傾眠、頭痛、倦怠感などが報告されています。

1983年発売のベテラン。強い催眠作用と共に抗不安作用も併せもつ

⑩ トリアゾラム

商品名：ハルシオン®

ジェネリック：トリアゾラム（ハルラック® から名称
　　　　　　変更）

【適応】不眠症、麻酔前投薬
【用量】（不眠症に対して）成人では 0.25 ～ 0.5mg（高齢者で
　　　 は 0.125 ～ 0.25mg）を 1 日 1 回就寝前に経口投与
【剤型】錠剤

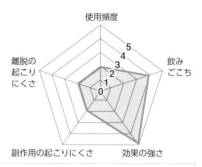

処方のポイント
・半減期は約 3 時間であり超短時間作用型に分類される。
・入眠障害に使用され、持ち越し効果は少ない。
・筋弛緩、依存性、奇異反応（多弁、多動、多幸感、脱抑制、興奮）といった副作用が多く、
　精神科での新規処方は少ない。

この薬は なぜ処方 されている？

　ベンゾジアゼピン系睡眠薬が登場する前は、バルビツール酸系睡眠薬と非バルビツール酸系睡眠薬の 2 系統が使用されていました。バルビツール酸系睡眠薬の歴史は 100 年以上前にさかのぼり、常用量の 10 倍で昏睡にいたるその安全域の狭さが問題となっていました。非バルビツール酸系睡眠薬はこの欠点を補うものとして合成、創薬された睡眠薬の一群です。しかし、依然として安全域の狭さは克服されず、メタカロンによる睡眠薬遊び、サリドマイドの催奇形性なども大きな社会問題となりました。

　1960 年代に登場したベンゾジアゼピン系睡眠薬はこれら従来の薬剤に比べ安全域が非常に広く、長期使用で徐々に効果が薄れる耐性も形成されにくく、良質な睡眠が得られたことから世界中に広まりました。こうした経緯から、ベンゾジアゼピン系睡眠薬は現在も世界中で使用されています。

　トリアゾラムは 1983 年発売のベンゾジアゼピン系で唯一の超短時間作用型の睡眠薬です。**強い催眠、抗不安作用を示し、翌朝への持ち越し効果も少ないのが特徴**です。このような優れた特徴をもったトリアゾラムは、発売時は画期的とされ、1990 年ごろまでは非常に多く処方されており睡眠薬のシェアの 40％を占めていた時期もあったほどでした。より副作用が少ない新薬の登場で、精神科領域では新規処方されることは少なくなりましたが、以前から処方され長く服用している患者さんは今も多くいます。

看護師&心理職などが知っておきたい 副作用

　CYP3A4 で代謝されるため、その阻害作用がある薬（イトラコナゾールなど）は併用禁忌です。また、腎排泄の薬剤です。腎機能障害をもつ患者さんへの投与には注意が必要で、高齢者は腎機能が落ちており若年者と比べて血中濃度が 2 倍以上になることもあるため、より作用が強く、副作用が出やすくなります。

　ベンゾジアゼピン系睡眠薬は従来のバルビツール酸系睡眠薬などと比べて安全ですが、それでも注意すべき副作用は多く、精神医学的には依存性や奇異反応（易刺激性や攻撃性の増強）、健忘が問題となります。超短時間・短時間作用型のベンゾジアゼピン系睡眠薬は中間・長時間作用型よりも依存を起こしやすいため、注意が必要です。身体的には特に**筋弛緩作用によるふらつき**が問題となります。数錠を過量服薬した程度で生命に危険が及ぶことは非常にまれですが、数十～数百錠の過量服薬をした際には呼吸抑制が起こることがあり、時には緊急での身体管理が必要となります。4 週間以上長期に漫然と服用することで、徐々に効果が薄れる耐性も生じます。また、長期服用後に急な減量や中断をすると、離脱症状と呼ばれる手のふるえや発汗、動悸などの自律神経症状と不安、不穏、反跳性不眠などの精神症状が現れることがあります。このため、長期服用している方は様子を見ながら少しずつ時間をかけて減量・中止する必要があります。

　依存性、過量服薬、耐性、離脱などのリスクなどから、ハルシオン® に限らずベンゾジアゼピン系睡眠薬は、一般的に入院中など短期に使用するには有用ですが、長期使用するには不向きの薬剤といえます。これらのリスクを軽減し、漫然とした処方を規制するために、日本では連続処方日数に厳しい制限がかけられ、薬剤ごとに 14 日、30 日、90 日までと設定されています。

コラム　ハルシオン® の規制

　ヨーロッパやアメリカでは一般に大麻や LSD（lysergic acid diethylamide）、コカインなど覚醒度を高める薬物の規制が緩く、睡眠薬や抗不安薬など鎮静系薬物の規制が厳しいといわれていますが、日本はその逆の傾向を示しています。

　1991 年 10 月、イギリスの BBC ニュースは「ハルシオンの悪夢」という番組を放映し、依存性の強いハルシオン® が大量かつ安易に処方されているという社会問題を初めて提起しました。また、製薬会社が承認申請のために提出したデータが捏造であったとも指摘。これがきっかけとなり、イギリスやオランダをはじめ複数の国でハルシオン® の処方が禁止されました。アメリカでは禁止こそされませんでしたが、処方や販売の厳格な規制が行われました。

　これに対して日本では現在も比較的規制が緩く、不眠症患者に 30 日分を限度として、医師であれば特に手続きや資格なく処方することが可能です。しかし、近年は日本でもベンゾジアゼピン系睡眠薬の依存性や脱抑制行動は周知されてきており、より安全性の高い睡眠薬が登場したことからハルシオン® の新規処方は少なくなりつつあります。

強い催眠作用と長めの作用時間をもつベンゾジアゼピン系睡眠薬のスタンダード

⑪ ブロチゾラム

商品名：レンドルミン®

ジェネリック：ブロチゾラム

【適応】不眠症、麻酔前投薬
【用量】（不眠症に対して）0.25mg を 1 日 1 回就寝前に経口投
　　　与
【剤型】錠剤、口腔内崩壊錠

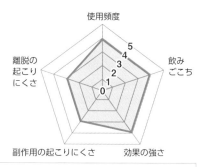

処方のポイント
・半減期は 4 ～ 8 時間であり短時間作用型に分類される。
・入眠障害に使用され、中途覚醒にも効果あり。多少の持ち越し効果あり。
・効果が強く安価であり、現在も外来、入院と広く使われている。

この薬の 特徴 は？

　短時間作用型のベンゾジアゼピン系睡眠薬です。トリアゾラム（ハルシオン®）と同様、**強い催眠、抗不安作用を示します**。やや半減期が長いため、中途覚醒にもある程度効果を発揮する反面、翌朝への持ち越しを感じる方もいます。作用が強く、ハルシオン® ほど依存性が高くないとされ、精神科領域でも急性期や強固な不眠を訴える方に処方される場面があります。高齢者や、よりマイルドに使いたい際には半錠に割って処方することもあります。

　ブロチゾラムは CYP3A4 により肝臓で代謝されるため、肝障害のある方への使用は避けるべきです。注意すべき副作用は、精神医学的には依存性や脱抑制、健忘が挙げられます。身体的には筋弛緩作用によるふらつきが問題となります。作用時間がやや長いため、夜遅くに服用するとふらつきが日中まで残ることがあります。また、過量服薬の際には呼吸抑制が起こることがあり、時には緊急での身体管理が必要となります。作用が強く日中の影響も大きいため、高齢者に使う際は慎重に適応を検討します。重症筋無力症、急性閉塞隅角緑内障、重度の呼吸機能低下時は禁忌となっています。

　そのほかのベンゾジアゼピン系薬剤と同じく、連続使用すると徐々に効果が薄れる耐性が生じ、急な減量、中止によって手のふるえや発汗、不眠、不穏などの離脱症状が起こることもあります。これらの副作用とデメリットから長期使用には向かず、短期の使用にとどめるべき薬剤です。

最強レベルの睡眠薬。より強力な点滴もある！

⑫ フルニトラゼパム

商品名：サイレース®

【適応】不眠症、麻酔前投薬
【用量】（不眠症に対して）成人には 0.5 ～ 2mg（高齢者には
1mg まで）を 1 日 1 回就寝前に経口投与
【剤型】錠剤、注射剤

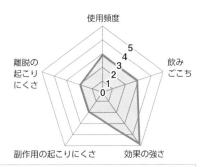

処方のポイント
・半減期は 20 時間であり中間作用型に分類される。
・効果はきわめて強く、入眠障害、中途覚醒にも効果抜群。
・半減期が長く、持ち越し効果あり。
・点滴薬もある。

この薬の 特徴 は？

　中間作用型のベンゾジアゼピン系睡眠薬です。**国内で処方できる睡眠薬のなかでは最も作用が強い**とされています。半減期（体内での残留時間）がかなり長く、入眠障害にも中途覚醒にも効果を発揮します。作用の強さから、まずはより効果のマイルドな睡眠薬が用いられ、それでも効果が薄い際に最終手段として使われます。点滴静注液もあり、精神科領域では興奮が強い急性期患者に対して、鎮静作用を兼ねて使われることがあります。

　注意すべき副作用は、精神医学的には依存性や脱抑制、健忘が挙げられます。身体的には筋弛緩作用によるふらつきが問題となります。作用が強く作用時間も長いため、適正に使用されていても、眠気、ふらつき、転倒に注意が必要です。

　過量服薬の際には呼吸抑制が起こることがあり、時には緊急での身体管理が必要となります。作用が強く日中の影響も大きいため、高齢者に使う際は慎重に適応を検討します。

　そのほかのベンゾジアゼピン系薬剤と同じく、連続使用すると徐々に効果が薄れる耐性が生じ、急な減量、中止によって手のふるえや発汗、不眠、不穏などの離脱症状が起こることもあります。これらの副作用とデメリットから長期使用には向かず、短期の使用にとどめるべき薬剤といえます。急性閉塞隅角緑内障、重症筋無力症、重度の呼吸機能低下時は禁忌で、CYP3A4 阻害作用のあるシメチジンとは併用注意とされています。

引用・参考文献

1) Tibrewal, P. et al. Benzodiazepines for the long-term treatment of anxiety disorders?. Lancet. 398（10295）, 2021, 119-20.

2) Stahl, SM. "不眠と睡眠薬". ストール精神薬理学エセンシャルズ：神経科学的基礎と応用. 第4版. 仙波純一ほか監訳. 東京, メディカル・サイエンス・インターナショナル, 2015, 481-507.

3) Richardson, GS. et al. Circadian phase-shifting effects of repeated ramelteon administration in healthy adults. J Clin Sleep Med. 4（5）, 2008, 456-61.

4) Hatta, K. et al. Preventive effects of ramelteon on delirium : a randomized placebo-controlled trial. JAMA Psychiatry. 71（4）, 2014, 397-403.

5) Borchert, JS. et al. Adverse Events Due to Insomnia Drugs Reported in a Regulatory Database and Online Patient Reviews : Comparative Study. J Med Internet Res. 21（11）, 2019, e13371.

6) 加藤進昌ほか. "薬物療法". TEXT精神医学. 改訂4版. 東京, 南山堂, 2012, 88-111.

7) Stahl, SM. "不安症と抗不安薬". 前掲書2. 421-53.

8) Hirschtritt, ME. et al. Balancing the Risks and Benefits of Benzodiazepines. JAMA. 325（4）, 2021, 347-8.

9) Benjamin, JSほか. "ベンゾジアゼピン系薬剤とGABA受容体作動薬". カプラン精神科薬物ハンドブック：エビデンスに基づく向精神薬療法. 第5版. 神庭重信監修. 東京, メディカル・サイエンス・インターナショナル, 2015, 68-80.

10) Taylor, DMほか. "うつと不安". モーズレイ処方ガイドライン. 第12版上巻. 内田裕之ほか訳. 東京, ワイリー・パブリッシング・ジャパン, 2016, 336p.

11) Stahl, SM. "ロラゼパム". ストール精神科治療薬処方ガイド. 第2版. 仙波純一訳. 東京, メディカル・サイエンス・インターナショナル, 2011, 318-23.

12) Stahl, SM. "ロフラゼプ酸". 前掲書11. 313-7.

13) 普天間国博. "抗不安薬". 認知症の最新医療. 8（2）, 2018, 75-80.

14) 大日本住友製薬. セディール®錠 医薬品インタビューフォーム. 2019. https://ds-pharma.jp/product/sediel/attachment/interv.html（2021.9.2閲覧）

15) Stahl, SM. "エスゾピクロン". 精神科治療薬の考え方と使い方「ストール精神薬理学エセンシャルズ」準拠. 第3版. 仙波純一訳. 東京, メディカル・サイエンス・インターナショナル, 2016, 251-4.

16) Stahl, SM. "ゾルピデム". 前掲書15. 804-8.

17) 村崎光邦. "抗不安薬・睡眠薬". 向精神薬のリスク・ベネフィット. 樋口輝彦ほか編. 東京, 中山書店, 2011, 31-45（専門医のための精神科臨床リュミエール, 25）.

18) 三島和夫（睡眠薬の適正使用及び減量・中止のための診療ガイドラインに関する研究班）編. "治療". 睡眠薬の適正使用・休薬ガイドライン. 東京, じほう, 2014, 39-42.

19) 宮内倫也. "ベンゾジアゼピン系". こうすればうまくいく！精神科臨床はじめの一歩. 東京, 中外医学社, 2014, 263-79.

20) 樋口輝彦ほか編. "睡眠障害". 臨床精神薬理ハンドブック. 東京, 医学書院, 2003, 200-20.

21) 愛媛大学医学部附属病院薬剤部. 投薬期間に上限のある医薬品（2020年4月改訂版）. 2020. https://www.hsp.ehime-u.ac.jp/medicine/wp-content/uploads/202004-1DInews.pdf（2021.6.25閲覧）

（総論・①〜④…久良木 聡太、⑤⑥…嘉陽宗臣、⑦〜⑨…三野原 敏文、⑩〜⑫…大石 誠）

6 抗認知症薬

　一言で認知症といっても、その症状はさまざまです。記銘力障害、見当識障害、失認、失行などの中核症状（いわゆる認知症症状）に加えて、妄想、幻覚、不安、焦燥、無為、自閉などの精神症状、そして、BPSD（behavioral and psychological symptoms of dementia）と呼ばれる、昼夜逆転、暴言、介護への抵抗、徘徊などの行動障害を含んだ周辺症状があります。ここでは、主に認知症の中核症状に対する薬について説明します。

　現在、抗認知症薬は大きくコリンエステラーゼ阻害薬（ドネペジル、ガランタミン、リバスチグミン）と、NMDA 受容体拮抗薬（メマンチン）の 2 種類があります。アルツハイマー型認知症などでは、脳内のコリン作動性神経系が変性、萎縮し、神経伝達物質であるアセチルコリンの放出量が減少します。コリンエステラーゼ阻害薬はアセチルコリンを分解する主にアセチルコリンエステラーゼ（AchE）を阻害してアセチルコリンの量を保つことで神経の機能を維持し、認知機能低下を遅らせます。コリンエステラーゼ阻害薬は一般に、悪心など消化器症状の出現が知られています。また、頻度は少ないですが、QT 延長（不整脈）など循環器系の重篤な副作用がみられます。

　また、アルツハイマー型認知症では神経伝達物質であるグルタミン酸が結合する NMDA 受容体の過剰活性が起こります。これにより情報伝達の混乱と神経障害が引き起こされるといわれています。NMDA 受容体拮抗薬は、NMDA 受容体の機能を抑えることで神経の機能を維持し、認知機能低下を遅らせます。NMDA 受容体拮抗薬では、悪心などの消化器症状、めまいや眠気などの副作用が知られています。腎機能障害のある方への使用では注意が必要です。

　現在発売されている抗認知症薬には認知機能低下を遅らせる作用はありますが、認知機能そのものを改善したまま維持したり、認知症を進行しないようにしたりするものではない点には注意が必要です。

コラム　認知症と運転

　自動車の運転には、空間認知能力、記銘力、注意力、判断力などの能力が必要です。認知症者における運転能力についてはさまざまな議論がなされていますが、個々の認知症の疾患背景も異なるため、どのような認知症であれば運転継続が危険であるかの結論は得られていません。

　日本では、75 歳以上の高齢者は、免許更新時あるいは 18 項目の交通違反がある場合は、臨時で認知機能検査が行われます。認知症の診断にいたる場合は、免許取り消しの処分となります。高齢化が進み、医療者は認知症に関わる機会が増えました。地方都市では高齢者であっても自動車が生活に欠かせない場面も多くあります。認知症診断にいたり、自動車運転に関わる事故が発生する場合には、患者および家族に対し自動車運転に関わる事項を丁寧に説明していく必要があります。また運転中断にいたった後も、継続して生活指導を含めたアプローチを行っていくことが大切です[1]。

6 抗認知症薬

軽度から重度までカバー、多くの剤型があり使いやすい！

① ドネペジル塩酸塩

商品名：アリセプト®

ジェネリック：ドネペジル塩酸塩

【適応】アルツハイマー型認知症およびレビー小体型認知症における認知症症状の進行抑制

【用量】1日1回3mgから開始、1〜2週間後に5mgに増量し、経口投与。重度のアルツハイマー型認知症患者には、5mgで4週間以上経過後、10mgに増量。レビー小体型認知症患者は症状により5mgまで減量できる

【剤型】錠剤、細粒剤、口腔内崩壊錠（速放錠）、ドライシロップ剤、ゼリー剤

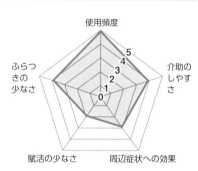

処方のポイント
・世界初の抗認知症薬。多くの人が使い慣れている。
・1日1回の内服なので介助しやすい。
・元気が出やすい反面、イライラなど賦活しやすい。

この薬の 特徴 は？

　日本で初めて承認された抗認知症薬です。コリンエステラーゼ阻害薬に分類されます。**ほかの抗認知症薬と異なり軽度から重度までどの段階でも使用でき、アルツハイマー型認知症（AD）に加え、レビー小体型認知症（DLB）への適応も持つ唯一の薬剤です。**1日1回の投与で、剤型も豊富にあり、適応も広く、とても使いやすいことが特徴です。

　主な副作用は、食欲不振、悪心、嘔吐などの消化器症状や錐体外路症状（特にDLB）に伴う転倒などです。消化器症状は、通常は1週間程度で軽減することが多いようです。また、コリンエステラーゼ阻害薬はいずれも易怒性や興奮、焦燥などの副作用がみられることが知られていますが、ドネペジルは他剤よりもその頻度がやや多い印象です。意欲低下に賦活を期待する場合もありますが、もともと認知症の方で問題となりやすい症状であるため、症状によるものか副作用によるものか、慎重な観察が必要となります。

　重大な副作用として不整脈が知られており、これらの既往がある場合やその症状がみられる場合は、薬の影響も注意する必要があるでしょう。

１日２回の服薬だが中核症状だけでなく周辺症状への効果の可能性も！

② ガランタミン臭化水素酸塩

商品名：レミニール®

【適応】アルツハイマー型認知症（軽度〜中等度）の認知症症
　　　　状の進行抑制
【用量】１日8mg（１回4mgを１日２回）から開始し、４週間
　　　　後に１日16mg（１回8mgを１日２回）に増量、経口
　　　　投与。増量時は変更前の用量で４週間以上投与した後
　　　　に増量する。最大投与量１日24mgまで。肝機能障害
　　　　では少量からの投与が必要
【剤型】錠剤、口腔内崩壊錠、内用液剤

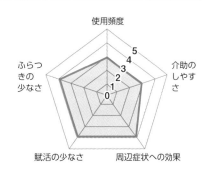

処方のポイント
・賦活が少なく、使いやすい。
・周辺症状を軽減する可能性がある。
・１日２回の内服なので、介助に労力を要することもある。

この薬の 特徴 は？

　コリンエステラーゼ阻害薬です。コリンエステラーゼ阻害作用に加えニコチン性アセチルコリン受容体に作動的に働き、アセチルコリンの作用を高めます。セロトニンやノルアドレナリンの分泌も促されるため、焦燥や脱抑制といった周辺症状にも効果が期待されています。

　１日２回の服薬のため認知症の方へ薬を飲むよう促しづらく、介護負担の増加も心配ですが、**半減期が短く副作用発現時に速やかに対応できる**という意味では利点でもあります。吸収に食事の影響はありませんが、消化器系の副作用を軽減するためには、食後投与がよいでしょう。

　コリンエステラーゼ阻害薬全般にいえますが、主に悪心、嘔吐などの消化器系の副作用がみられます。これらを軽減するため、効果が不十分とされる１日8mgから漸増していくように指定されています。腎機能障害では減量が必要です。

コラム 認知症での薬の管理はどうする？

　抗認知症薬に限らず、認知症の患者さんにおいては、服薬管理が大きな問題となります。服薬管理を本人と周りの人が一緒に行うことが最も大切です。一包化や服薬カレンダーでわかりやすいように配置したり、服薬しやすい剤型を選んだり、１日１回の薬を選んだり、副作用の少ない薬剤を選んだり、家族や訪問看護、デイサービスなどで周りの人と一緒に服薬管理をするなど、服用しやすく間違いが少ない方法を考えてみましょう。

貼付剤なので薬が飲めなくても OK！ 目に見える確実な与薬！

③ リバスチグミン

商品名：リバスタッチ® パッチ、
イクセロン® パッチ

【適応】アルツハイマー型認知症（軽度～中等度）の認知症症状の進行抑制

【用量】1 日 1 回 4.5mg あるいは 9mg から開始、4 週間ごとに 4.5mg ずつ増量し（9mg 開始の場合は 9mg 増量）、1 日 1 回 18mg で維持。背部、上腕部、胸部のいずれかに貼付。24 時間ごとに貼りかえる

【剤型】貼付剤

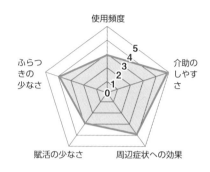

処方のポイント
- 1 日 1 回の貼付剤なので介助がしやすい。
- 賦活しにくい。食思不振にも効果がみられる可能性がある。
- 自分で剝がせてしまう。皮膚トラブルに注意。

この薬の 特徴 は？

　リバスチグミンは、ほかのコリンエステラーゼ阻害薬がアセチルコリンエステラーゼ（AChE）を阻害するのに対し、AChE に加えてブチリルコリンエステラーゼ（BChE）も阻害します。本剤は経皮吸収され血中濃度の変動が少ないため、**ほかのコリンエステラーゼ阻害薬と比較して消化器系の副作用は少ない**とされています。ほかのコリンエステラーゼ阻害薬が使用できない場合でも、使用できることもあります。

　貼付剤ですので、**比較的容易に、目に見える確実な投薬ができます**。また、経口摂取が困難な方や、症状のため服薬を拒否する方でも投薬することが可能です。投薬における本人と介護者の負担はかなり大きなものですので、大幅な負担軽減が期待されます。

　一方で、貼付剤であるため剝がしてしまうと薬効が得られません。貼付自体が気になったり、搔痒感や拒否のため本人が剝がしてしまったりする場合は投薬が困難となります。

　貼付部位の皮膚症状に注意が必要です。主に背部に貼付しますが、同一部位にならないように毎日違う場所に貼付する必要があります。皮膚トラブルに対して、軟膏で対応する場合もあります。

コラム 認知症の薬はいつから？ いつまで？

　ここでは薬を中心に解説していますが、認知症の方は、生活そのものの維持もとても大切です。認知機能の維持には適度な刺激を保ち続けることが重要になりますので、家族との関わりやデイサービスの利用など、他者との交流を持ち続けられるように工夫しましょう。

　さて、現在処方されている抗認知症薬の効果は認知機能低下の進行の抑制です。これは残念ながら、服薬により認知症症状が進行しなくなる、という意味ではありません。進行の速度を緩やかにすることが目標です。ですので、早めに使い始めるのがよいでしょう。服用後一時的に認知機能が改善することもありますが、服薬による変化がわかりにくい場合もあります。副作用面で問題なければ、しばらく続けてみるのもよいかもしれません。同時に、薬を使わないという選択肢もあります。どちらが正しいかを決めることは難しいですが、本人の尊厳ある暮らしを守ることが最も大切であることは言うまでもありません。

　前述の通り、抗認知症薬の目標は認知機能低下の進行の抑制です。したがって、進行してしまった状態では、適切な効果は望めないと考えられます。「身の回りのことが認識できなくなったら」「意思の疎通が困難になったら」など、抗認知症薬の中止を判断するポイントについて、家族や主治医の先生とともに検討していくとよいでしょう。

6 抗認知症薬

ほかの薬とは作用部位が異なる！ 興奮にも効きやすい！ 1日1回！

④ メマンチン塩酸塩

商品名：**メマリー**®

【適応】アルツハイマー型認知症（中等度〜重度）の認知症症状の進行抑制

【用量】1日1回5mgから開始、1週間に5mgずつ増量し、維持量として1日1回20mgを経口投与。重度の腎機能障害では維持量が1日1回10mg

【剤型】錠剤、口腔内崩壊錠、ドライシロップ剤

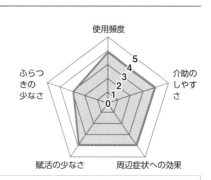

処方のポイント
- イライラを抑えやすい、周辺症状の軽減にも期待。
- 1日1回なので介助しやすい。
- 腎機能障害では用量調整が必要。

この薬の **特徴** は?

　ほかの抗認知症薬と異なり、本剤は唯一の **NMDA 受容体拮抗薬** です。中核症状への効果のみならず、攻撃性など周辺症状への効果が期待されます。認知症の周辺症状としてのBPSD、アセチルコリンエステラーゼ阻害薬の副作用としての焦燥攻撃性を考慮すると、本剤の BPSD に対する作用は魅力的です。

　中等度から重度認知症に使用できます。事前に軽度の状態でアセチルコリンエステラーゼ阻害薬を使用している場合もありますが、その際にも追加して併用することが可能です。

　やや鎮静的に働く薬剤ですので、めまいや傾眠、過鎮静に注意が必要になります。また、本剤は腎排泄型の薬剤です。腎機能障害では減量が必要です。

コラム　認知症の BPSD（行動心理症状）への対応

　ここでは認知症の中核症状に対する薬剤を解説しました。しかし、中核症状以外に周辺症状（BPSD）にも薬物療法が行えることが多くあります。厚生労働省が示している『かかりつけ医のための BPSD に対応する向精神薬使用ガイドライン（第 2 版）』では、まずは非薬物療法を行い、それでもなお症状が改善しない場合に薬物療法を考慮する、とあります[2]。

　ガイドラインでは、適応外ではありますが、幻覚妄想や不安、焦燥性興奮、暴力や不穏、せん妄などには、リスペリドン、オランザピン、アリピプラゾール、クエチアピンなどの抗精神病薬の使用を考慮するとされています。同時に、高齢者はふらつき、過鎮静、転倒骨折、錐体外路症状などの副作用が出現しやすいですので、いずれの薬剤も少量から開始し、高用量投与が長期にわたらないよう注意すること、副作用があれば速やかに減量中止することなどの注意点が示されています。そのほかの薬剤も含めて 6 ページでわかりやすくまとめてありますので、一度目を通してみてはいかがでしょうか。もちろん、薬物療法を行っている間も、非薬物療法を継続することは言うまでもありません。

コラム 新しい認知症治療薬

2021 年 6 月 7 日、アメリカ食品医薬品局（FDA）は、米国製薬メーカーのバイオジェン社と日本のエーザイ株式会社が開発した新規のアルツハイマー病治療薬「アデュカヌマブ（ADUHELM™）」の製造販売を条件つきで承認（迅速承認）しました。2019 年に有効性が証明できずいったんは治験中止となっていましたが、追加データを加えて再度申請、迅速承認にいたりました。

アルツハイマー病は脳にアミロイド β（A β）が蓄積することが知られています。アデュカヌマブは世界初の A β に対する抗体医薬で、A β の沈着が減少することが示されています。ただし、今回の承認に際しメーカーから示されたのは「A β の減少」であって、「認知機能低下に対する効果」ではありません。A β はアルツハイマー病で蓄積することが知られていますが、それが病因なのか、病気の結果なのかは不明です。

今回の承認は迅速承認であり、本剤は今後 2030 年 2 月までに抗認知症薬としての有効性および安全性の検証試験を行うことになります。価格面などを含めた課題も多く、また実際の認知機能に対する効果は今後の検証が待たれますが、これまで進行抑制の作用しかなかった抗認知症薬に新たな可能性を見出すものとして期待されています。

今回のアデュカヌマブは米国の話題ですが、日本でもアルツハイマー病に関して新規薬剤の治験が複数行われています。もちろん薬物療法だけが認知症医療ではありませんが、治療の選択肢が広がるのはとても大切なことです。今後の発展に期待したいものです。

引用・参考文献

1）日本神経学会. 認知症疾患診療ガイドライン 2017. 2017. https://www.neurology-jp.org/guidelinem/nintisyo_2017.html（2021.8.26 閲覧）
2）厚生労働省. かかりつけ医のための BPSD に対応する向精神薬使用ガイドライン（第 2 版）. 2015. https://www.mhlw.go.jp/file/06-Seisakujouhou-12300000-Roukenkyoku/0000140619.pdf（2021.8.26 閲覧）

（松島敏夫）

7 漢方薬

　漢方薬は西洋医学とは一線を画した、東洋医学という医学体系のなかで考案されてきた薬であり、大変長い歴史があります。現代日本において西洋医学が主流であることは間違いありませんが、**西洋医学の範疇ではなかなか改善が難しい人がいるのも事実であり、時に漢方薬によって大きく改善する患者さんもいます。**西洋薬に対しては抵抗が大きくても「漢方薬なら」と抵抗なく内服できる人もいますし、副作用も少ないことが多く医師としても処方しやすい薬といえるでしょう。

　西洋医学では特定の病気や臓器にフォーカスをあてることが多いのに対して、東洋医学では患者さんの状態に対して全体的な評価を行い、そのバランスを整えるといった治療を行います。考え方やアプローチの仕方がそもそも西洋医学と異なるため、東洋医学ならではの用語があり聞き慣れないものもあるかもしれませんが、今日にいたるまで数多くの人々に受け入れられている治療です。徐々にその効果の裏づけとなる西洋医学的なエビデンスも増えてきており、臨床現場でも多くの場面で処方されているため、代表的なものを把握しておくと患者さんにも説明しやすくなるかもしれません。ここでは、よく処方される漢方薬を抜粋して解説します。

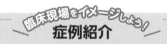

症例紹介

▶ 漢方薬が著効した 80 歳代男性

　妻に先立たれ一人暮らしをしていた 80 歳代男性。精神科の通院歴はなく、かかりつけの内科に通院していました。身体的衰えも相まって自閉的な生活を送っていましたが、あるときからなかなか食事を取れなくなりました。食欲低下、飲み込みの悪さを訴え、かかりつけ医から消化器内科へ紹介されましたが、明らかな異常は見つかりませんでした。さらなる精査を希望して検査入院をして採血や内視鏡検査など精密検査をするも、病的な所見は何もなく「食事が喉の奥で詰まる。何もないなら一体何なんだ」とどこか憤りを抱えながらも抑うつ的な様子も垣間見えました。器質的異常はなく精神科へ紹介となり、初めは精神科通院への抵抗感も語っていましたが、本人と話し合ったうえで半夏厚朴湯（ハンゲ コウボクトウ）を内服し始めたところ、喉のつかえが軽くなり食事も問題なく取れるようになりました。「だいぶ楽になりました」と本人評価も良好で、その後も内服を継続し、外来通院を行っています。

7 漢方薬

認知症の定番処方！

① 抑肝散
ヨク　カン　サン

【適応】神経症、不眠症、小児夜泣き、小児疳症
（虚弱な体質で神経が高ぶるものの諸症）

【用量】1日7.5g、2〜3回に分割経口投与
※メーカーにより用量が異なるものもあります

【剤型】顆粒剤

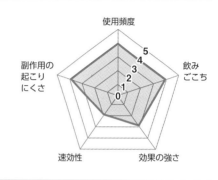

処方のポイント
・認知症の周辺症状（BPSD）によく使う。
・イライラ、怒りに対してよく効く。
・副作用の偽性アルドステロン症に注意する。

この薬の 特徴 は？

　もともとは16世紀の『保嬰撮要』という小児科用医学書で初めて登場し、**原典では乳幼児の夜泣き、疳の虫、ひきつけなどの処方**として紹介され、「母子同服（母子同時内服）」が推奨されていました。現在では、**認知症のBPSDへの処方として有名**で、実臨床でもよく処方されます。

　少陽病期（亜急性期、病邪が体の表面から少し内部に入った時期）の、やや虚証（体力・気力が衰え、消耗しているような状態）で気逆（生体エネルギーの"気"が逆流している状態）による易怒性、不眠、不安焦燥などによく効きます。ふるえを止める（肝に発生した風を抑える）という使用目標もあるため、漢方医学的に証が合っていれば、てんかんやパーキンソニズムのけいれんや、チックなどにも使われることがあります。怒りが存在しているようなときに使うとより効果的と考えられており、**使い方のコツとして「イライラしているか。怒っているか」とたずねるとよいでしょう。**

　また、虚証があまりにも強い方に処方してしまうと、「胃につかえる」ような胃部不快感や吐き気などを呈することがあります。そのような方や、そもそも上部消化器症状をもつ方

などは、抑肝散と二陳湯（胃部の水毒除去目的の処方。胃薬のような作用をもつ）を混ぜた抑肝散加陳皮半夏のほうがよいでしょう。

　類似処方としては、気逆に効く柴胡加竜骨牡蛎湯、柴胡桂枝乾姜湯などがあります。ほかに認知症と同様の精神症状の方で釣藤散という漢方薬が使われることもありますが、こちらはめまいや耳鳴り、頭重感（頭痛）も標的としています。一般的に精神科では、怒りに焦点があてられている本剤のほうがより多く使用されます。

　副作用として生薬の甘草による**偽性アルドステロン症（低カリウム血症、高血圧、浮腫、筋肉痛、しびれ、こむら返りなど）**を呈することがあり、注意が必要です。

7 漢方薬

女性のお悩みに加味逍遙散！

②加味逍遙散

【適応】冷え症、虚弱体質、月経不順、月経困難、更年期障害、
　　　　血の道症
　　　　（体質虚弱な婦人で、肩がこり、疲れやすく、精神不安
　　　　などの精神神経症状、時に便秘傾向のあるものの諸症）
【用量】1日7.5g、2～3回に分割経口投与
　　　　※メーカーにより用量が異なるものもあります
【剤型】細粒剤、顆粒剤

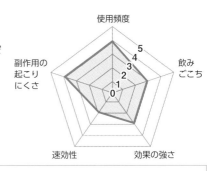

処方のポイント
・女性の不定愁訴にしばしば処方される。
・類似処方の使い分けがある。

この薬の**特徴**は?

　原典はさまざまな説があり、一般的には『和剤局方』とされていますが、実際に現在と同じ処方が登場したのは『万病回春』で、どちらも17世紀の医学書です。**女性の不定愁訴や精神神経症状の解消に使用することとして有名**であり、女性のお悩みで漢方を考えたときによく処方されています。

　瘀血（"血"の滞り）をメインに、気うつや気逆（生体エネルギーである"気"のうっ滞や逆流）を伴うような方が対象となります。もともと体力が乏しい人に精神的なストレスが

異常にかかった結果、気逆（**冷えのぼせ、上半身を中心とした発汗、イライラ**など）や脾虚（消化吸収機能が低下し、生体エネルギー産生がうまくいかなくなる＝**下痢などの消化器症状、全身倦怠感**など）、瘀血（**月経困難、肩こり**など）が生じた状態を改善する薬です。

「女性の薬」というイメージが強いですが、漢方医学的な証が合っていれば男性にも使用されることもあります。駆瘀血剤（瘀血の治療薬）の類似処方に当帰芍薬散や桃核承気湯、桂枝茯苓丸などがあります。瘀血の人で虚証（生体に回復のための気力などが足りない状態）で気逆を伴わないなら当帰芍薬散、瘀血の人で虚証で気逆を伴うなら本剤、実証（生体の気力などに不足はないが病が取りついている状態）には桃核承気湯、虚実間であれば桂枝茯苓丸といった使い分けをします。精神面により特化したものであれば柴胡加竜骨牡蛎湯（実証用）や、柴胡桂枝乾姜湯（虚証用）などもあり、こちらもしばしば処方される患者さんがいます。

7 漢方薬

「喉のつかえ」ときたらこれ！

③ 半夏厚朴湯
（ハン ゲ コウ ボク トウ）

【適応】不安神経症、神経性胃炎、つわり、咳、しわがれ声、
　　　　神経性食道狭窄症、不眠症など
　　　　（気分がふさいで咽喉、食道部に異物感があり、時に動
　　　　悸、めまい、嘔気などを伴うものの諸症）
【用量】1日7.5g、2〜3回に分割経口投与
　　　　※メーカーにより用量が異なるものもあります
【剤型】細粒剤、顆粒剤、錠剤

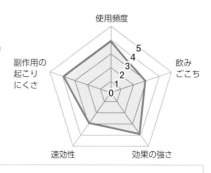

処方のポイント
・抑うつ的で喉〜胸に違和感のある人に使う。
・慢性咳嗽や誤嚥性肺炎予防にも使用される。

この薬の 特徴 は？

　3世紀の『金匱要略』というとても有名な漢方医学書が原典で、非常にオーソドックスな処方です。**喉のつかえに対して使用することで有名**であり、原典の『金匱要略』でも、咽中炙臠（喉のつかえ感のこと）を主要な治療目標とすると書かれています。少陽病期、虚実間

証で気うつをメインとして、脾胃の水毒（体内で"水"が偏っている状態）も同時に改善させていく薬です。オーソドックスな処方なだけあり、適応範囲はとても広く、**気分が落ち込む、元気がないなどの精神症状一般に使用**します。また、「喉のつかえ」というキーワードがありますが、このつかえ感を感じる部分は喉だけではなく、もう少し広く解釈して湿性咳嗽や喀痰排出不良、胃部膨満感、胸部不快感などでも十分本剤を考慮してよいとされます。「喉のつかえ＝咽頭部違和感」ではなく、**「喉のつかえ＝咽頭部〜胸部症状」と考えてもよいかもしれません。**誤嚥性肺炎予防に ACE 阻害薬とともに投与されたりすることもあります。また、ほかの方剤との合方（併用）としてもしばしば使用されます。メインの処方では咽頭部〜胸部症状や気うつに対応できないときなどに、メインの薬と一緒に処方されることがあります。甘草を含まない漢方薬の一つであり、抑肝散などほかの漢方薬ほどには偽性アルドステロン症のリスクは高くないとされます。気うつの方剤ならば、ほかに香蘇散（コウソサン）などもあります。抑うつなどを認めて、胸部症状などがあれば半夏厚朴湯、胸部症状がなければ香蘇散といったように使い分けます。

引用・参考文献

1）寺澤捷年. 症例から学ぶ和漢診療学. 第3版. 東京, 医学書院, 2012, 404p.
2）寺澤捷年. 絵でみる和漢診療学. 東京, 医学書院, 1996, 200p.
3）三瀬忠道. はじめての漢方診療：十五話 [DVD付]. 東京, 医学書院, 2005, 304p.
4）川添和義. 生薬の働きから読み解く：図解 漢方処方のトリセツ. 東京, じほう, 2014, 365p.

（久良木 聡太）

8 アルコール使用障害治療薬

物質使用障害は薬物の種類により分類され、アルコール、カフェイン、大麻、幻覚薬、オピオイド、精神刺激薬、タバコ（ニコチン）、抗不安薬、睡眠薬などがあります。アルコールとタバコ以外で、日本で確立された薬物治療はありません。この項では、アルコール使用障害に用いる薬剤を中心に説明します。

「アルコール使用障害」という病名は、DSM-5から使用されるようになりました。DSM-IVまでは「アルコール依存症」と呼ばれていました（ここでは、DSM-5以前の話は「依存症」、DSM-5以降の話は「使用障害」として疾患概念で分けて記載しています）。中核的症状として、従来から「強力な欲求に基づく物質使用への制御障害」「耐性」「離脱症状」「物質使用による社会的障害」「危険を認知しながらの使用」の5つを規定していますが、DSM-5では一部の症状だけでも診断できるように緩和され、従来の診断基準と比べて軽症でも早期介入が可能になりました。

依存症の治療目標は診断の変遷に伴って変化しています。従来は「ダメ絶対」という断酒の信念に基づいていましたが、どうしても断酒を拒否する方や断酒する理由が少ない軽症者に対する介入が困難でした。さらに、依存症は否認の病といわれるように、患者さんは飲み方や酩酊下での行動を自分の問題としてなかなか受け入れられません。疫学研究でもアルコール依存症が疑われる多量飲酒者のうち5%程度しか専門医療につながっていないという報告があります[1]。また、アルコール依存症治療の寛解維持率（断酒率）は入院治療を行ったとしても3人に1人程度であるのに加え、3人に1人は治療を中断してしまうという報告があり[2]、継続的な治療も困難です。

現在では、治療目標として「ハームリダクション」という考え方が受け入れられつつあります。治療の理想は断酒ですが、断酒に至らない患者さんが多いという事実を受け入れ、専門治療につながることを第一に、節酒指導も治療の選択肢として含め、心理社会・身体的な害悪（ハーム）を減らしていく（リダクション）というアプローチです。具体的には、軽症で治療意欲のないアルコール依存症の人に断酒指導の代わりに飲酒日記を指導したり、どうしてもやめられないアルコール性肝障害の人に少量の飲酒をとがめない代わりに定期的な血液検査をしたり、といったケースが考えられます。リスク評価はより個別性をもって考えるべきこととなり、治療目標も個人の心理社会・身体的な背景に適合して柔軟に判断することが必要です。

依存症の治療は心理社会的介入が原則で、患者さんの動機づけと治療への主体的参加が何よりも重要です。心理社会的治療として、認知行動療法を取り入れた治療アプローチや集団精神療法が行われています。断酒会やアルコホーリクス・アノニマス®（AA）などの自助グループの積極的な活用も推奨されています。従来は、「依存症になるのは脳が依存性物質の快楽を記憶し、さらなる快楽を求め依存性物質を繰り返し求めるから」だと考えられていました。しかし、依存性物質使用者がすべて依存症になるわけではなく、すべての物質使用障害者がより強い刺激を求めてより強い薬に手を出すようになることもありません。一部の

物質使用障害者は、慢性的かつ社会心理的な感情的苦痛を抱えており、それらに対処するためにその場しのぎの"治療"として依存性物質を選択しているということがわかってきました。米国の精神分析家であるエドワード・J・カンツィアン（Khantzian, EJ.）は、こうした精神分析的理解をもとにして、快楽のために飲酒するのではなく、人生における苦悩から逃れるために飲酒するという「自己治療仮説」を提唱しており、感情的苦痛を緩和するための飲酒行動を是正できるように、患者さん本人の「生きづらさ」の本質に迫るような個人および集団による精神分析的治療の必要性を掲げています[3]。

　本項で紹介する薬物療法はあくまで補助的な手段ですが、疾患概念や治療目標の変化に加え、新しい薬の登場により薬物療法に対する考え方は変化してきています。こうした薬剤の処方に際して、心理社会的理解のもとで患者さんの悩みに共感するという姿勢が重要といえます。

MEMO

【レーダーチャートの軸について（筆者らの評価に基づく）】
- ●飲みごこち：薬剤の形態、投与回数などから患者さんの飲んだときの評価を予想した
- ●速効性：薬剤の吸収や効果発現のスピードから評価。効果が確実に得られるかどうかは評価していないことに注意
- ●家族の安心感：患者さんが薬を使用したときの家族の評価を筆者個人の経験や伝聞から予測した
- ●副作用の起こりにくさ：肝障害など重篤な副作用の報告を含めて、副作用頻度から評価した
- ●継続性：投与回数や副作用による中止事例を含めて総合的に判断した

8 アルコール使用障害治療薬

24 時間効果のある古典的な嫌酒薬

① シアナミド

商品名：シアナマイド

【適応】慢性アルコール中毒および過飲酒者に対する抗酒療法
【用量】断酒療法：1％溶液として1日5〜20mLを1〜2回に分けて経口投与。1日1回5mL朝内服が使いやすい
【剤型】内用液剤

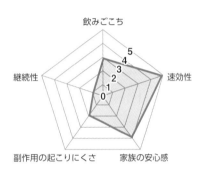

処方のポイント
- ・アルコール使用障害治療の第二選択薬。
- ・1日1回ですぐに効果があり、24時間ですぐに効果が切れる。
- ・副作用が多いため長期投与には向かない。

この薬の 特徴 は？

　この薬の使用下では少量の飲酒でも急性アルコール中毒に近い激しい身体反応を引き起こすため、断酒の同意が得られた方に処方します。ジスルフィラムと合わせて抗酒剤ともいわれています。また、体が拒否反応を示すため**嫌酒薬**とも呼ばれます。古くからある薬で、保険適用病名が現在のアルコール使用障害という疾患概念とは違いがあることに留意ください。最新のガイドラインでは、アカンプロサートに次ぐ第二選択薬とされます。現在、節酒療法にはほとんど用いられません。1日1回で1時間も経ずに24時間の薬効が得られ、目に見えて酒に弱くなり再飲酒したこともわかりやすくなるため、家族の安心を得られやすいかもしれません。ただ、内服しないと翌日には効果が消失します。肝臓・心臓・腎臓・呼吸器に重篤な疾患のある方と、妊婦には禁忌です。

　主な副作用としては薬疹が比較的多くみられます。重症薬疹へ進展する危険性があるため、薬疹が確認された場合には投薬を中止します。抗酒剤のため体内のアルコール代謝ができな

くなり、アルコール含有の化粧水やアルコール綿でかぶれやすくなったり、消毒用アルコールのにおいでも気持ち悪くなったりする場合があります。

8 アルコール使用障害治療薬

ゆっくり1週間効果あり

② ジスルフィラム

商品名：ノックビン®

【適応】慢性アルコール中毒に対する抗酒療法
【用量】1日0.1〜0.5gを1〜3回に分割して経口投与
【剤型】原末

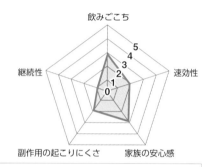

処方のポイント
- アルコール使用障害治療の第二選択薬。
- 効果の発現と消退がゆっくりで1週間程度かかる。
- 副作用が多いため長期投与には向かない。

この薬の 特徴 は？

　シアナミドと同様の嫌酒薬であり、断酒の同意を得た人への処方となります。古くからある薬で、最新のガイドラインでは、アカンプロサートに次ぐ第二選択薬とされます。内服開始から1週間ほどかけて定常状態となり効果が発現するので、最低1週間は毎日内服しないと十分な薬効は期待できません。薬効が得られてからは**1週間程度かけて効果が減衰**していきます。

　シアナミドと異なり薬疹の頻度は高くありませんが、薬剤性肝障害が出現しやすく、もともと肝機能が低下している重度のアルコール依存症の方への使用は難しいです。肝臓・心臓・腎臓・呼吸器に重篤な疾患をもつ方と、妊婦には禁忌です。

脳に働く断酒補助薬

③ アカンプロサートカルシウム

商品名：レグテクト®

【適応】アルコール依存症患者における断酒維持の補助
【用量】1回666mgを1日3回食後に分割経口投与
【剤型】錠剤

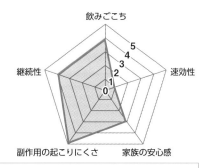

処方のポイント
・アルコール使用障害治療の第一選択薬。
・脳に作用する初めてのアルコール依存症治療薬。
・飲酒欲求の低減が期待される。
・飲酒しながらの使用は効果なし。

この薬の 特徴 は？

　ガイドラインにおいて**アルコール使用障害薬物治療の第一選択薬**とされています。断酒を目指す患者さんの治療の助けになる薬として、断酒補助薬と呼ばれています。アルコール依存症では病的な飲酒欲求に悩まされますが、脳内で一部の神経系が過剰に興奮することが原因といわれています。アカンプロサートはその神経興奮を抑えて、飲酒欲求を低減させる効果があると考えられています。併せて、強い飲酒要求があると些細なことにイライラしがちですが、そういった**断酒後のイライラを減らす可能性**があります。

　断酒している状態で投薬を開始することが必要で、断酒維持期間の延長が報告されています。すでに飲酒している状態での効果は期待できません。

　副作用は下痢の頻度が高いですが、ほかの副作用で問題となることは少ないです。

　禁忌の疾患も少なく、アルコール性肝障害においても使用禁忌ではありません。

8 アルコール使用障害治療薬

ついに出た節酒薬

④ ナルメフェン塩酸塩水和物

商品名：セリンクロ®

【適応】アルコール依存症患者における飲酒量の低減
【用量】1回10mgを飲酒1〜2時間前に経口投与。ただし、
　　　　1日1回まで。最大投与量1日20mg
【剤型】錠剤

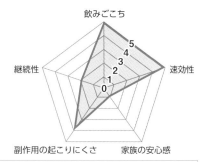

処方のポイント
・唯一の節酒専用の薬。
・お酒を飲む前に飲むことで1回の飲酒量を減らす。
・処方には一定の制限があり、一般精神科では処方できないこともある。

この薬の 特徴 は？

　国内承認薬のなかで唯一、実際に節酒指導に使える薬として2019年に承認された新しい薬です。脳内のオピオイド受容体に作用することで飲酒欲求を低減させます。お酒を飲む前にあらかじめ飲むという特殊な使い方で、その後の飲酒量が減るとされます。対象となる方は、飲酒しても有害事象がまだ多くない軽症群を想定しますが、重症な依存症者であってもどうしても断酒できないときには、飲酒量低減のための選択肢となります。

　処方には依存症治療の専門的な知識と資格が必要となるため、処方できる病院や医師が限られています。重症依存症の患者さんを対象とする依存症専門機関では処方が可能ですが、専門医療機関以外へ通院している軽症の使用障害の方に処方することは難しいです。

　比較的起こりやすい副作用はめまいや吐き気です。

　本剤はオピオイド系鎮痛薬の作用を減弱させることが知られており、オピオイド投与中の方はオピオイド離脱の危険性のため投与が禁止されています。

コラム　違法薬物・オピオイドなどの精神作用物質

　依存性のある精神作用物質は、アルコールやニコチン以外にも、モルヒネ、ヘロイン、コカイン、大麻、アンフェタミン、LSD、MDMA、危険ドラッグなどがあります。医薬品では睡眠薬のほかに市販の総合感冒薬にも弱い依存性をもつものがあり、シンナーなどの有機溶媒も精神作用と依存性を有しているとされます。

　オピオイドはモルヒネやコデイン、ヘロイン、アヘンに代表される薬物で、オピオイド受容体に作用します。モルヒネやコデインなどの医薬品としては、強い鎮痛作用があり、手術の際の麻酔薬やがん性疼痛の治療薬として使用されています。医薬品としての主な副作用は悪心・便秘・眠気ですが、陶酔感の精神作用を求めて乱用すると依存状態となります。オピオイドは強い精神依存（使用への強い欲求）と身体依存（薬物耐性が生じて離脱症状が起こる）を認めます。特に離脱症状は激しく、発熱・発汗・頻脈・嘔吐などの自律神経系の症状とともに不安焦燥が出現し、1週間程度続くとされています。

　ヘロインやアヘンは違法薬物として規制されています。モルヒネや合成オピオイドは強い鎮痛作用が期待され、がん性疼痛や慢性疼痛など症状改善困難な疼痛に対して使用されます。ただし、処方される薬剤でも長期的な使用は耐性と依存形成につながるため、注意が必要とされています。

　精神作用性のある薬は法律により規制されています。モルヒネ、ヘロイン、コカイン、LSD、MDMAは「麻薬及び向精神薬取締法」で、アンフェタミンなどの覚醒剤は「覚醒剤取締法」、大麻は「大麻取締法」、危険ドラッグは「医薬品医療機器法（医薬品、医療機器等の品質、有効性及び安全性の確保等に関する法律）」、シンナーなど有機溶剤は「毒物及び劇物取締法」が該当します。法律の規制は必ずしも薬理学的な分類と一致しません。多くは所持と使用の両方が規制の対象となりますが、法律によっては所持のみに限定（例えば、大麻は所持が違法で、使用に対して罰則はない）されています。医師は、使用を知った場合に通報義務が生じます。「麻薬及び向精神薬取締法」においては「麻薬中毒」と診断した場合、医師に「都道府県知事への届出」の義務が生じるとされています。この場合は、医師の守秘義務を越えて警察や行政機関に通報することができます。

　違法薬物ではありませんが、処方薬に関しても、転売はもちろん譲渡も厳しく規制されています。睡眠薬など精神依存のある薬は、個人間でのやり取りが問題視されており、近年徐々に病院での処方量や日数に制限がかかるようになっています。

引用・参考文献

1) 新アルコール・薬物使用障害の診断治療ガイドライン作成委員会. 新アルコール・薬物使用障害の診断治療ガイドライン. 東京, 新興医学出版社, 2018, 160p.

2) 「精神科治療学」編集委員会. 物質使用障害とアディクション 臨床ハンドブック. 精神科治療学増刊. 東京, 星和書店, 2013, 432p.

3) エドワード・J・カンツィアンほか. 人はなぜ依存症になるのか：自己治療としてのアディクション. 松本俊彦翻訳. 東京, 星和書店, 2013, 232p.

4) Khantzian, EJ. A clinical perspective of the cause-consequence controversy in alcoholic and addictive suffering. J Am Acad Psychoanal. 15 (4), 1987, 521-37.

5) Khantzian, EJ. Reflections on group treatments as corrective experiences for addictive vulnerability. Int J Group Psychother. 51 (1), 2001, 11-20.

6) 尾崎紀夫ほか編. 標準精神医学. 第7版. 東京, 医学書院, 2018, 518-9.

（松尾 敬太朗）

⑨ 抗てんかん薬

　抗てんかん薬とはその名の通り、てんかんの治療薬です。抗てんかん薬は気分安定作用を併せもつ薬剤が多く、精神科においては双極性障害の治療や情動の不安定さに対して使用されることも多い薬剤です。気分安定薬の項目（p.89）も参照してください。ところで、てんかんとはいったいどのような病気なのでしょうか。

てんかんとは

　脳の神経細胞はさまざまな情報を電気的な信号として発しています。その電気信号が適切に送られているため、わたしたちは運動をしたり、本を読んだりできるのです。何らかの原因で脳の神経細胞が過剰かつ異常な電気活動をすると、さまざまな機能障害をもたらしてしまいます。これがてんかん発作です。てんかん発作を生じさせる持続的な病態をてんかんと呼びます。

　どの部位でどのように異常な電気活動が起きるかによって、出現する症状が異なります。けいれん（ひきつけ、手足をバタバタさせたり、手や足が突っ張ったり、全身が硬直したりする）、ボーッとする、口をモグモグと動かす、体がピクッとする、意識を失う、意識を失ったまま動き回る、など多彩な症状が出現することが知られています。

てんかん発作の型 （図1、2）[1〜4]

　てんかんは大きく焦点発作と全般発作に分類されます。焦点発作は異常な電気活動が大脳半球の片側（多くは一部）のみにとどまるもの、全般発作は、発作開始時には異常な電気活動が両側大脳半球に広がっているものを指します。全般発作では意識消失を伴います。焦点発作でも異常な電気活動が両側に伝播すれば、意識消失を伴います。

　本項では図1・2[1〜4]のILAE2017年分類に従って、てんかんの発作型分類を記載して

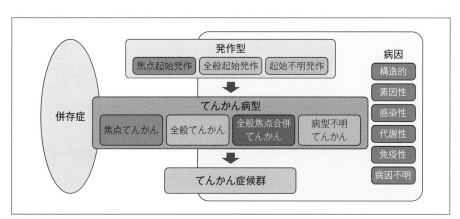

図1 ILAE2017 てんかん分類の枠組み（文献1、2より引用一部改変）

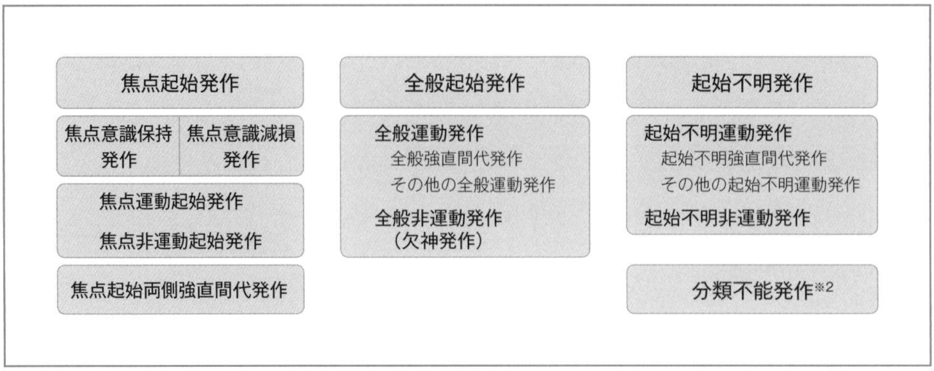

図2 ILAE2017年発作型操作的分類基本版※1

※1 定義、他の発作型、記述用語は同時発表の論文および用語集に記載している。
※2 情報不十分、あるいは他のカテゴリーへの分類が不可能なため。

（文献3、4より引用一部改変）

表1 抗てんかん薬の選択

てんかん	てんかん型不明		レベチラセタム
	てんかん型がわかる	特発性全般てんかん	レベチラセタム、バルプロ酸
		焦点性てんかん	レベチラセタム、カルバマゼピン、ラモトリギン、ラコサミドなど
		全般・焦点混合てんかん	各病態に対する薬剤
非てんかん			各病態の治療

（文献5を参考に作成）

います。しかし焦点発作を部分発作とするような1981年分類が長く使用されていたことから馴染みも深く、今でも診療録に記載される場合があります。

　発作型を知るためには、発作の状況について十分に問診し、脳波検査などを行うことが必要です。また、けいれん発作などを生じさせるそのほかの病態がないかを確認します。その過程についてはほかの成書を確認ください。

　どのような発作かを確認したら、治療薬の選択になります。抗てんかん薬の選択は、発作型によって大きく表1[5]のように決まります。発作型が不明な場合は、第一選択薬として、多くの発作型に有効でありかつ安全性の高いレベチラセタムが選ばれることが多いです。その後、発作型が確定された場合に、よりその状態にあった薬剤を選択していきます。薬剤の作用点によって大まかな適応も決まっています。

　1剤の服用でてんかん発作のコントロールが十分に行えない場合、併用療法も実施されます。併用療法についても必要に応じてほかの成書で確認してください。抗てんかん薬は併用での相互作用がある薬剤が多く、とても複雑です。併用禁忌の薬剤も多くあるため、添付文書などでの確認が必要になります。

9 抗てんかん薬

日本初の抗てんかん薬。過量投与や離脱けいれんに注意！

① フェノバルビタール

商品名：フェノバール®

【適応】てんかんのけいれん発作（強直間代発作、焦点発作）、
　　　　不眠症
【用量】成人では、1日30〜200mgを1〜4回に分割経口
　　　　投与
【剤型】原末、錠剤、散剤、内用液剤、注射剤

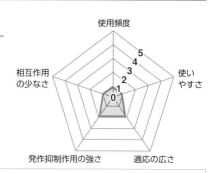

処方のポイント
・古典的な薬剤で、幅広い適応があり、幅広く脳機能を抑制する。
・過量投与で致死的になる可能性あり。
・離脱けいれんに注意。

この薬の 特徴 は？

　日本では最初に発売された抗てんかん薬です。多くのてんかん発作型に有効ですが、近年
では使用頻度は大きく減っています。

　80μg/mLを超える高用量では心肺機能不全を起こし、死にいたる可能性があります。

　眠気の強い薬剤です。かつては不眠に対しても使用されていましたが（ベゲタミン®錠な
ど）、過量投与すると命の危険があるため、現在ではそのような使われ方はしません。過量
投与に十分注意するとともに、血中濃度を測定しながらの投与が望まれます。急な減量・中
止で離脱けいれんが起こることも知られています。用量の調整は緩徐に行う必要があります。

古典的な薬剤。点滴製剤はてんかん重積状態に今も現役！

② フェニトイン

商品名：アレビアチン®、ヒダントール®、アレビアチン®注

【適応】てんかんのけいれん発作（強直間代発作、焦点発作）、
自律神経発作、精神運動発作

【用量】成人：1日200〜300mgを毎食後3回に分割経口投与
小児：学童100〜300mg、幼児50〜200mg、乳児20
〜100mgを毎食後3回に分割経口投与

【剤型】錠剤、散剤、静脈注射剤

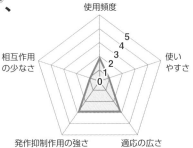

処方のポイント
・焦点性てんかんに強い効果がある。
・注射剤はてんかん重積状態に使用する。ホスフェニトインという改良版注射剤もある。
・血中濃度を測定しながらの投与が望ましい。

この薬の **特徴** は？

　かつてはてんかん発作抑制の第一選択薬でしたが、現在は第二選択薬以降に位置する薬剤です。焦点性てんかんに強い効果が期待できます。ただし、特発性全般てんかんでは症状を悪化させる場合があり、適切な発作型の鑑別が必要です。

　維持療法として使用される頻度は少ないですが、注射製剤（アレビアチン®注）はてんかん重積状態に対して今でも用いられます。アレビアチン®は徐脈性不整脈を引き起こし、注射剤が血管外に漏出すると組織壊死を起こします。そのため、ホスフェニトイン（ホストイン®）という副作用が少なく改良された点滴製剤があります。

　副作用として、長期連用による歯肉増殖や多毛が知られています。中止後は消失します。過量投薬によるリスクが高く、ある濃度を超えると急激に血中濃度が上昇することが知られています。治療域の血中濃度の範囲も狭いため、血中濃度を測定しながらの投与が望まれます。

コラム　てんかん重積状態

　てんかん発作が5分以上持続する状態をてんかん重積状態と呼び、治療を開始します。30分以上遷延すると脳に長期的な影響を及ぼすリスクが上がりますので、速やかな対応が必要です。

焦点性てんかんの第一選択薬の一つ！

③ カルバマゼピン

商品名：テグレトール®

ジェネリック：カルバマゼピン

【適応】①てんかん（精神運動発作、大発作など）、②躁病、躁うつ病の躁状態、統合失調症の興奮状態、③三叉神経痛

【用量】①② 1 日 200 ～ 400mg、1 ～ 2 回分割経口投与。通常 1 日 600mg。増量は 1 日 1,200mg まで、③ 1 日 200 ～ 400mg から開始、1 日 600mg を分割経口投与。増量は 1 日 800mg まで

【剤型】錠剤、細粒剤

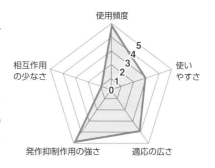

処方のポイント
•焦点性てんかんの第一選択薬で躁病エピソードにも効果あり。
•重篤な皮疹に注意。
•薬物相互作用が多い。

この薬の 特徴 は？

　抗てんかん薬として開発された薬ですが、気分安定作用を併せもち、双極性障害にも使用されます。気分安定作用としての処方および副作用については気分安定薬の項目（p.96）を参照ください。焦点性てんかんの第一選択薬で、強い効果が期待できます。双極性障害に対する新規の薬剤も豊富にあるため、気分安定薬としての使用よりも抗てんかん薬として使われることが多い薬剤です。

　重篤な皮疹（Stevens-Jhonson 症候群など）に注意が必要です。本剤が CYP3A4 を誘導するためほかの薬剤との相互作用が多く、抗てんかん薬に限らず他剤との併用には十分な注意が必要です。

コラム てんかんと運転

　以前は、てんかんを罹患した人の自動車の運転は禁じられていました。しかし、3 年以上発作が抑制されている状態では、自動車事故の発生率は一般の人と変わらないことが示されたことから、2002 年の道路交通法改正により、運転に支障をきたす発作が過去 2 年以内に起こったことがなく、今後症状悪化の恐れがない場合には普通免許の取得が可能となりました。なお、大型免許や二種免許は 5 年以上無投薬で発作がない状態が続いていないと取得できません。

てんかんも気分安定も幅広く！ なんでもできる万能選手！

④ バルプロ酸ナトリウム

商品名：**デパケン®、セレニカ® R**

ジェネリック：バレリン®、バルプロ酸ナトリウム

【適応】①各種てんかんおよびてんかんに伴う性格行動障害、
②躁病および躁うつ病の躁状態、③片頭痛発作の発症
抑制

【用量】①② 1 日 400 〜 1,200mg、2 〜 3 回分服（徐放剤は
1 回可）、③ 1 日 400 〜 800mg、2 〜 3 回分服（徐放
剤は 1 回可）、1 日 1,000mg を超えない

【剤型】錠剤、徐放剤、細粒剤、顆粒剤、シロップ剤

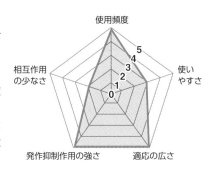

処方のポイント
- 多くの発作型、特に全般てんかんの第一選択薬。
- 抗てんかん作用に加え気分安定作用（特にイライラに効果）を併せもち、さまざまな場面で
幅広く使われる。
- 妊娠可能年齢女性には使用しづらい。

この薬の 特徴 は？

　抗てんかん薬として開発された薬ですが、気分安定作用を併せもち、双極性障害にも使用
されます。気分安定作用としての処方は気分安定薬の項目（p.93）を参照してください。

　本剤は**さまざまな発作型のてんかんに使用されます**。特に全般てんかんにおいては第一選
択薬で、欠神発作やミオクロニー発作にも有効です。焦点性てんかんにも用いられますが、
カルバマゼピンやほかの新規抗てんかん薬に比べると、薬効は劣るようです。気分安定作用
があるため、精神面の症状をもつ人にも使いやすい薬剤です。

　血小板減少、振戦、脱毛、肝障害、高アンモニア血症などの副作用が知られています。血
中濃度が治療域を超えて高くなると副作用の発現頻度が増えるため、血中濃度の測定を行い
ながらの投与が有用とされています。

　妊娠期においては、児の二分脊椎や知能低下が懸念されるため、**妊娠可能な年齢の女性に
は使用を避けることが望ましい**でしょう。

　カルバペネム系抗菌薬との併用は禁忌です。

幅広いてんかんに優しく効く！

⑤ ラモトリギン

商品名：ラミクタール

ジェネリック：ラモトリギン

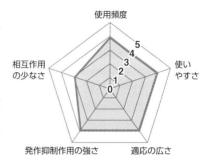

【適応】①てんかん患者（部分発作〈二次性全般化発作を含む〉、強直間代発作、定型欠神発作）における単剤療法、②てんかん患者（部分発作〈二次性全般化発作を含む〉、強直間代発作、Lennox-Gastaut 症候群）における併用療法、③双極性障害における気分エピソードの再発・再燃抑制

【用量】〈単剤療法、あるいはグルクロン酸抱合を誘導する薬剤と併用しない場合〉最初の 2 週間は 1 日 25mg を 1 日 1 回経口投与、次の 2 週間は 1 日 50mg を 1 日 1 回または 2 回に分割経口投与し、5 週目は 1 日 100mg を 1 日 1 回または 2 回に分割経口投与。6 週目以降に 1 日 200mg で維持。増量は 1 週間以上の間隔を空けて 1 日量として最大 100mg ずつ、1 日用量は最大投与量 400mg

〈バルプロ酸ナトリウムを併用する場合〉最初の 2 週間は 1 回 25mg を隔日に経口投与、次の 2 週間は 1 日 25mg を 1 日 1 回経口投与し、5 週目は 1 日 50mg を 1 日 1 回または 2 回に分割経口投与。6 週目以降に 1 日 100mg で維持。増量は 1 週間以上の間隔を空けて 1 日量として最大 50mg ずつ、1 日用量は最大投与量 200mg

〈本剤のグルクロン酸抱合を誘導する薬剤を併用する場合〉最初の 2 週間は 1 日 50mg を 1 日 1 回経口投与、次の 2 週間は 1 日 100mg を 1 日 2 回に分割経口投与し、5 週目は 1 日 200mg を 1 日 2 回に分割経口投与。6 週目は 1 日 300mg を 1 日 2 回に分割経口投与、7 週目以降に 1 日 300 〜 400mg で維持。増量は 1 週間以上の間隔を空けて 1 日量として最大 100mg ずつ、1 日用量は最大投与量 400mg

【剤型】錠剤

処方のポイント	・多くの発作型に使いやすいが、効果発現には時間を要する。 ・気分安定作用（特に抗うつ作用）をもつ。 ・重篤な皮疹に注意。

この薬の **特徴** は？

　気分安定薬としても使われる抗てんかん薬です。てんかん患者は抑うつ症状を呈することも多いため、非常に重要な薬剤です。気分安定薬の項目（p.99）も参照してください。抗てんかん薬としては幅広い効果を示し、またおおむね副作用も少ないため、広く使いやすい薬剤です。レベチラセタムと並んで、**妊婦にも比較的安全な薬剤**とされています。レベチラセタムはイライラなど精神症状の出現が心配されますが、本剤は気分安定作用も併せもち、選択しやすい薬剤です。ほかの抗てんかん薬との相互作用により血中濃度が変動するため、血中濃度を測定しながらの投薬が有効です。

　副作用として**中毒性表皮壊死融解症（TEN）、Stevens-Johnson 症候群、薬剤性過敏症**

症候群という重篤な薬疹が知られています。命に関わる恐れがあるため、出現した場合には速やかな投薬の中止と専門治療が必要になります。薬疹は薬剤の急速な増量時に多いことがわかっており、かなりゆっくりとした速度で徐々に増量するよう投与スケジュールが決められています。他剤との併用（特にバルプロ酸）で投与スケジュールが異なるため、確認が必要です。適切なスケジュールを守れば、薬疹の頻度は大幅に減少します。その反面、効果発現までにやや時間がかかってしまうことが難点です。

⑨ 抗てんかん薬

現代てんかん治療でのファーストチョイス！

⑥ レベチラセタム

商品名：イーケプラ®

【適応】てんかん患者の部分発作（二次性全般化発作を含む）、ほかの抗てんかん薬で十分な効果が認められないてんかん患者の強直間代発作に対する抗てんかん薬との併用療法

【用量】成人は、1日1,000mgを1日2回に分割経口投与。最大投与量1日3,000mg。増量は2週間以上の間隔を空けて1日用量として1,000mg以下ずつ行う

【剤型】錠剤、ドライシロップ剤、静脈注射剤

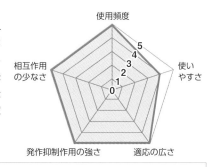

処方のポイント
- 安全性が高く多くの発作型に効果を示すため、現在の第一選択薬である。
- 点滴製剤もあり、経口服薬困難例にも使用できる。
- イライラなどの精神症状の出現に注意。

この薬の 特徴 は？

　幅広い発作型に対する優れた効果に加え、副作用も少なく安全性の高い薬剤です。ラモトリギンと並んで妊婦の使用も比較的安全とされています。他剤との相互作用も少なく、現在のてんかん治療において、発作型が定まっていない場合では最も選択しやすい薬剤です。点滴製剤もあるため、「急性期は点滴、維持期には服薬で」と、一貫した治療が行えることも大きな利点です。現在のてんかん診療全体における第一選択薬といっても過言ではありません。

　発作型が確定していなくても、多くの場合に効果的で広く用いられますが、発作型をもとに薬剤選択をする必要があることには変わりありません。目の前でけいれん発作を目撃した場合には、どのように始まって、どう広がり、どのくらいの時間が続いたか、意識の有無などを確認しておきましょう。

副作用として投与初期の眠気やめまいが知られていますが、軽症であることが多いようです。衝動性の亢進、精神病症状やイライラ、倦怠感など漠然とした精神症状がみられることもしばしばあります。不定愁訴だけを考えるのではなく、薬の副作用の可能性も検討しましょう。

中等度以上の腎機能障害では減量が必要です。

9 抗てんかん薬

眠気は強いが多くの発作型で使いやすい

⑦ ペランパネル水和物

商品名：フィコンパ®

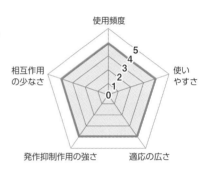

【適応】①てんかん患者の部分発作（二次性全般化発作を含む）、②ほかの抗てんかん薬で十分な効果が認められないてんかん患者の強直間代発作に対する抗てんかん薬との併用療法

【用量】①成人および4歳以上の小児に1日1回2mgの就寝前経口投与より開始、その後2週間以上の間隔を空けて2mgずつ漸増。維持用量1日1回4～8mg。症状により2週間以上の間隔を空けて2mg以下ずつ適宜増減。1日最大8mgまで
②①に準じるが、漸増間隔は1週間以上、最大投与量1日12mg

【剤型】錠剤、細粒剤

処方のポイント
・多くの発作型に使いやすく、特に強直間代発作への効果が強い。
・1日1回なので服薬管理が簡単。
・眠気やイライラなどの副作用に注意。

この薬の 特徴 は？

焦点性、全般性にかかわらず、強直間代発作に対する高い効果を示す薬剤です。『てんかん診療ガイドライン2018』の作成以降に単剤療法の適応を取得したためガイドラインでは第一選択薬ではありませんが、強直間代発作に対する第一選択薬として期待されています。服薬アドヒアランスの点から、1日1回の服用でよいところも大きな利点です。

眠気が強い薬剤であり、就寝前の投与が指定されています。しかし、日中に眠いことも多いようです。ほかにめまいやふらつきにも注意が必要です。また、イライラや攻撃性といった精神症状の出現が指摘されています。不定愁訴だけを考えるのではなく、薬の副作用の可能性を検討してよいかもしれません。

重度の肝機能障害では禁忌です。

副作用が少なく、多くの人に選択しやすい

⑧ ラコサミド

商品名：ビムパット®

【適応】てんかん患者の部分発作（二次性全般化発作を含む）、ほかの抗てんかん薬で十分な効果が認められないてんかん患者の強直間代発作に対する抗てんかん薬との併用療法

【用量】成人：1日100mgより投与開始、その後1週間以上の間隔を空けて増量、維持用量1日200mg。いずれも1日2回に分けて経口投与。最大1日400mg。増量は1週間以上の間隔を空けて1日用量として100mg以下ずつ行う

＊小児でも適応あり、用法用量は添付文書を参照のこと

【剤型】錠剤、ドライシロップ剤、静脈注射剤

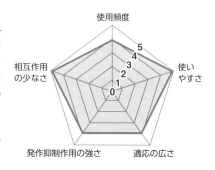

処方のポイント
- 焦点性てんかんへの効果がある。
- 副作用が少なく、精神症状への影響も少ない。
- 他剤との相互作用がなく使いやすい。

この薬の 特徴 は？

　カルバマゼピンなどと同様にナトリウムチャネルを阻害する薬剤です。**全般化を含む焦点起始発作**に効果を発揮します。作用機序は古典的ですが、十分な効果とともに副作用と薬物相互作用は大幅に軽減されており、高齢者でも選択しやすく、とても使用しやすい薬剤です。精神症状への影響も見られず、ドライシロップや点滴など剤型も豊富です。めまい、ふらつき、眠気などが出現することがありますので注意が必要です。

　重度の肝機能障害では禁忌です。中等度の肝機能障害、重度の腎機能障害では減量が必要です。

コラム　発作時の対応

　カウンセリング中や診察待ちの患者さんに突然てんかん発作が起こるかもしれません。その場合は、まず周囲に助けを求めることが重要です。また、必要に応じて気道を確保したり、ぶつかると危ないものを取り除いたりと安全を確保することも大切です。そのうえで、発作はどのように始まり、どのように広がり、どのくらいの時間続いたか、なども確認しておきましょう。

てんかん重積状態の急性期に

⑨ ジアゼパム注射液

商品名：**セルシン**® **注射液**

【適応】神経症における不安・緊張・抑うつ、てんかん様重積
状態におけるけいれんの抑制

【用量】成人には初回 2mL（ジアゼパムとして 10mg）を静脈
内または筋肉内に、できるだけ緩徐に注射。以後、必
要に応じて 3〜4 時間ごとに注射。静脈内に注射する
場合には、なるべく太い静脈を選んで、できるだけ緩
徐に（2 分間以上の時間をかけて）注射する

【剤型】注射剤

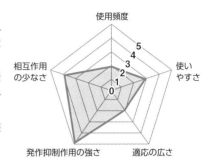

処方のポイント
- てんかん重積状態に静脈注射が第一選択の一つ。
- 呼吸抑制に注意！ 必ずアンビューバッグを準備しておく。
- 維持療法には他剤を用いる。

この薬の **特徴** は？

　長時間作用型のベンゾジアゼピン系抗不安薬です。ベンゾジアゼピン系の等価換算の基本
となります。抗不安薬としての錠剤の使用頻度は減っており、**中止の際の離脱症状軽減のた
めに置換して用いられます**。本剤は注射剤であり、ここでは抗けいれん作用に注目していま
す。重積状態の患者さんに対して使用するので、覚えておくべき薬剤です。てんかん重積状
態に対して**緩徐に**静注します。

　呼吸抑制作用があるため、**必ずアンビューバッグを準備**します。1A（5mg）を使用し、
けいれんが収まった時点で中止します。必要に応じて 2A を使用することもあります。本剤
はあくまで重積状態に対する治療です。重積状態を抜けたら、それまでの観察に基づいて発
作型を特定し、必要な維持療法を行っていきます。

3 章

よく処方される精神系のくすりについて知ろう！

いぶし銀の名脇役！ ピクピク、ムズムズしたらこの薬！

⑩ クロナゼパム

商品名：リボトリール®、ランドセン®

【適応】小型（運動）発作（ミオクロニー発作、失立発作、点
頭てんかん）、精神運動発作、自律神経発作

【用量】成人・小児は、初回1日0.5〜1mgを1〜3回に分
割経口投与。維持量は1日2〜6mgを1〜3回に分
割経口投与

【剤型】錠剤、細粒剤

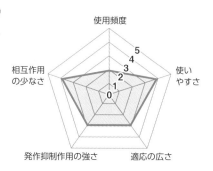

処方のポイント
- 約30〜40時間と長い半減期をもつ。
- ミオクロニー発作以外にも、むずむず脚症候群（レストレスレッグス症候群）やレム睡眠行動異常症に使われる。
- 経験的にアカシジアに使用されることもある。

この薬の 特徴 は？

　クロナゼパムは約30〜40時間と長い半減期をもつベンゾジアゼピン系薬剤です。保険適用では**ミオクロニー発作など主にてんかんに対する薬**として用いられますが、一般的な抗不安作用や緊張緩和を期待して使用することもあります。また臨床的には、**むずむず脚症候群（レストレスレッグス症候群）やレム睡眠行動異常症に対しても使用**される場面を目にします。

　抗てんかん作用がより強いとされていますが、機序としてはGABAニューロンの増強であり、ほかのベンゾジアゼピン系薬剤と同様に、依存や耐性、離脱、眠気、筋弛緩作用などの問題が起こることがあります。作用時間が長いため離脱が生じにくい可能性はありますが、むずむず脚症候群（レストレスレッグス症候群）は高齢者に多く、ベンゾジアゼピン系薬剤の使用は過鎮静や転倒リスクなども考えれば、できれば避けたいところです。むずむず脚症候群（レストレスレッグス症候群）に対してはドパミン受容体作動薬（アゴニスト）やガバペンチンなどが臨床承認され治療の選択肢は増えていますが、それでも使用経験の豊富さから、現在でも使われている施設もあるでしょう。

　レム睡眠行動異常症においてはクロナゼパムが効果をもつ可能性が高いといわれており、使用頻度は高いと思われます。エビデンスは乏しいものの、経験的にアカシジアの改善や気分安定作用などを期待して処方されていることもあり、てんかん以外にも多くの場面で使用される薬です。

さまざまな効果があるのに使いやすい！

⑪ ガバペンチン／ガバペンチン エナカルビル

商品名：**ガバペン**®／**レグナイト**®

【適応】ガバペンチン：ほかの抗てんかん薬で十分な効果が認められないてんかん患者の部分発作（二次性全般化発作を含む）に対する抗てんかん薬との併用療法
ガバペンチン エナカルビル：中等度から高度の特発性レストレスレッグス症候群（むずむず脚症候群）

【用量】ガバペンチン：初日 600mg、2 日目 1,200mg をそれぞれ 3 回分服。以降 1,200 ～ 1,800mg で維持し、最大投与量 1 日 2,400mg
ガバペンチン エナカルビル：1 日 1 回 600mg を夕食後に経口投与

【剤型】錠剤、シロップ剤

処方のポイント

・てんかんの薬だが、神経障害性疼痛の第一選択薬。
・薬物相互作用がないが腎排泄であり、重度の腎障害は禁忌。
・高齢者ではふらつきなどに注意。

この薬の 特徴 は？

　ガバペンチンは、中枢神経系において電位依存性カルシウムチャネルの $\alpha_2\delta$ サブユニットに結合してカルシウム流入を抑制することで、過剰な神経活動や神経伝達物質遊離を抑制すると考えられています。GABA と構造は似ていますが、$GABA_A$ 受容体に対する直接作用は知られていません。**抗けいれん作用とともに、抗攣縮作用や疼痛における抗侵害受容体作用も有しています。**

　てんかんに対しては単剤治療で、コントロール困難な症例の併用療法で使用されます。神経障害性疼痛に対しては適応外使用ではありますが、第一選択の一つとして考えられています。精神科では、鎮静作用から睡眠薬の代替として使用することもあります。重度の腎障害では禁忌ですが、**体内で代謝されることなく排泄されるため薬物相互作用がなく、他剤と併用しやすい**ことから、腎障害がなければ身体合併症症例で使用する薬が限られる場合などでも検討される薬の一つです。

　むずむず脚症候群（レストレスレッグス症候群）に対しても効果があるとの報告があり、**ガバペンチン エナカルビルは保険適用もあります。**一般に副作用が出にくく、数日で維持量まで増量できるといわれますが、鎮静やふらつき、眠気といった副作用は特に高齢者において十分に注意する必要があるでしょう。

1）Scheffer, IE. et al. ILAE classification of the epilepsies : Position paper of the ILAE Commission for Classification and Terminology. Epilepsia. 58（4）, 2017, 512-21.

2）日本てんかん学会分類・用語委員会編. 中川栄二ほか監修. ILAE てんかん分類：ILAE 分類・用語委員会の公式声明. てんかん研究. 37（1）, 2019, 6-14.

3）Fisher. RS. et al. Operational classification of seizure types by the International League Against Epilepsy : Position Paper of the ILAE Commission for Classification and Terminology. 前掲書 1. 522-30.

4）日本てんかん学会分類・用語委員会編. 国際抗てんかん連盟によるてんかん発作型の操作的分類：ILAE 分類・用語委員会の公式声明. 中川栄二ほか監修. 前掲書 2. 15-23.

5）兼本浩祐. "てんかん学の基礎". てんかん学ハンドブック. 第 4 版. 東京, 医学書院, 2018, 3.

6）「てんかん診療ガイドライン」作成委員会編. てんかん診療ガイドライン 2018. 日本神経学会監修. 2018. https://www.neurology-jp.org/guidelinem/tenkan_2018.html（2021.8.23 閲覧）

7）小国弘量. 最新版よくわかるてんかんのくすり. 東京, 日本てんかん協会, 2012, 80p.

8）兼本浩祐. "抗てんかん薬". 前掲書 5. 305-7・315-6・319.

9）Tomson, T. et al. Major congenital malformations in children of women with epilepsy. Seizure. 28, 2015, 46-50.

10）Meador, KJ. et al. Fetal antiepileptic drug exposure and cognitive outcomes at age 6 years（NEAD study）: a prospective observational study. Lancet Neurol. 12（3）, 2013, 244-52.

11）Bromley, RL. et al. Early cognitive development in children born to women with epilepsy : a prospective report. Epilepsia. 51（10）, 2010, 2058-65.

12）Benjamin, JS ほか. "ベンゾジアゼピン系薬剤と GABA 受容体作動薬". カプラン精神科薬物ハンドブック　エビデンスに基づく向精神薬療法. 第 5 版. 神庭重信監修. 東京, メディカル・サイエンス・インターナショナル, 2015, 68-80.

13）宮本雅之. 高齢者の睡眠関連運動障害、睡眠時随伴症の診断と治療. Geriatric Medicine（老年医学）. 58（5）, 2020, 403-10.

14）橋爪祐二ほか. "むずむず脚症候群の薬物療法". 最新臨床睡眠学：睡眠障害の基礎と臨床. 日本臨牀増刊. 東京, 日本臨牀社, 71, 2013, 233-7.

15）Benjamin, JS ほか. "抗けいれん薬". 前掲書 12. 45-7.

16）Stahl, SM. "ガバペンチン". ストール精神科治療薬処方ガイド. 第 2 版. 仙波純一訳. 東京, メディカル・サイエンス・インターナショナル, 2011, 235-40.

17）慢性疼痛治療ガイドライン作成ワーキンググループ. 慢性疼痛治療ガイドライン. 東京, 真興交易医書出版部, 2018, 344p.

（総論・①〜⑨…松島敏夫、⑩⑪…久良木 聡太）

第**4**章

精神系のくすりと併用されやすいくすりを知ろう！

1 抗パーキンソン病薬

　第4章では、心に直接的に働く作用はありませんが、向精神薬の副作用に対処するためにしばしば併用される薬などに関して概説します。

　精神疾患の治療において、特に抗精神病薬を使う場合はドパミン遮断作用により薬剤性のパーキンソニズムが生じることがあります。薬剤性の副作用は原因薬剤の変更・中止が原則ですが、原疾患の悪化の恐れのため急な変更ができないことがあり、その場合に抗パーキンソン病薬が使用されます。

　抗パーキンソン病薬は、L-dopa（ドパミンを補充する薬）・ドパミン作動薬・抗コリン薬に大別され、一般的にパーキンソン病ではL-dopaが治療の中心です。統合失調症などの抗精神病薬の加療が必要な疾患はドパミン神経系の異常興奮が原因のため、L-dopaやドパミン作動薬ではドパミン神経系の興奮を加速させるので、急激な病態悪化につながります。したがって、**精神科領域で使われる主な抗パーキンソン病薬は抗コリン薬が中心**となります。

　抗コリン薬は、副交感神経のアセチルコリン受容体の一つであるムスカリン受容体を遮断します。中枢神経へ作用すると効果が期待できますが、末梢神経の副交感神経の機能制限へ作用すると副作用が生じます。**抗コリン作用が強いと、消化器系の機能を低下させ便秘傾向となり、排尿障害・口渇・ドライアイなどの症状が出現**します。高齢者ではせん妄や認知機能の低下につながる可能性もあります。閉塞隅角緑内障や前立腺肥大症では病状を急激に悪化させる可能性があるため、使用を禁じられています。

　近年の精神科治療では、新しい薬の登場で副作用がより少ない薬が選べるようになり、副作用を抑える薬としての抗コリン薬の使用機会は減っています。それでも症例によっては原疾患の治療のため選択肢が少ないなかで薬剤を選択せざるをえないときがあり、パーキンソニズムが生じることがあります。

頓用としても便利な抗パーキンソン病薬

① ビペリデン塩酸塩

商品名：**アキネトン**® ※タスモリン® は 2018 年に販売名変更

ジェネリック：ビペリデン塩酸塩

【適応】特発性・脳炎後・動脈硬化性・中毒性パーキンソニズム、向精神薬投与によるパーキンソニズム・アカシジア・ジスキネジア（遅発性を除く）

【用量】1 回 1mg を 1 日 2 回投与より開始し、1 日 3 ～ 6mg を分割経口投与

【剤型】錠剤、細粒剤、注射剤

> **処方のポイント**
> ・抗コリン薬の一つ。
> ・注射剤を含めた剤型があり頓用として使用できる。
> ・便秘や口渇など抗コリン性の副作用に注意する。

この薬の **特徴** は？

　抗精神病薬などのドパミン遮断薬によって生じるパーキンソニズムやアカシジアの症状緩和に用いられます。基本的に薬剤性の副作用は被疑薬の変更・中止が原則ですが、症状が起こったときに一時的に使用します。特にジストニアなど急性の症状の場合に、本薬は注射剤として速やかな改善が期待できます。

　抗コリン性の副作用により、便秘や排尿障害、口渇、ドライアイなどが生じる場合があります。時に眠気を生じ、高齢者ではせん妄や認知機能低下の危険性があります。閉塞隅角緑内障や重症筋無力症では病状を急激に悪化させる可能性があるため、使用を禁じられています。

代表的な抗コリン系の抗パーキンソン病薬

② トリヘキシフェニジル塩酸塩

商品名：**アーテン**®、**セドリーナ**®

※パキソナール®錠は 2018 年にトリヘキシフェニジル塩酸塩錠へ販売名変更

ジェネリック：トリヘキシフェニジル塩酸塩（散剤のみ）

【適応】特発性・脳炎後・動脈硬化性パーキンソニズム、向精神薬投与によるパーキンソニズム・ジスキネジア（遅発性を除く）・アカシジア

【用量】1 日 2 〜 10mg を 3 〜 4 回に分割経口投与

【剤型】錠剤、散剤

処方のポイント	・抗コリン薬の一つ。 ・便秘や口渇など抗コリン性の副作用に注意。

この薬の **特徴** は？

　注射剤の剤型がない以外、ビペリデンと大きく異なる点はありません。抗精神病薬などによって生じるパーキンソニズムやアカシジアの症状緩和に使用されます。抗コリン性の副作用による便秘や口渇などに注意が必要です。時に眠気を生じ、高齢者ではせん妄や認知機能低下の危険性があります。閉塞隅角緑内障や重症筋無力症では病状を急激に悪化させる可能性があるため使用を禁じられています。

1 抗パーキンソン病薬

アレルギーには使わない抗ヒスタミン系の抗パーキンソン病薬

③ プロメタジン塩酸塩

商品名：ヒベルナ®、ピレチア®

【適応】パーキンソニズム、麻酔前投薬、アレルギー性鼻炎、皮膚掻痒症、蕁麻疹ほか
【用量】1日25～200mgを適宜分割経口投与
【剤型】錠剤、細粒剤、注射剤

処方のポイント	・抗ヒスタミン薬だが抗パーキンソン病薬として使用されている。 ・眠気を生じやすい。 ・抗コリン性副作用も生じやすい。

この薬の 特徴 は？

　古いタイプの抗ヒスタミン薬です。現在、抗ヒスタミン薬は副作用の少ない新しい薬が多く販売されているため、アレルギー薬として使われることはほぼありません。一例として、総合感冒薬として有名なPL配合顆粒の有効成分の一つです。

　半減期は半日のため1日に複数回の内服が必要です。ヒスタミン作用による眠気が起こりやすく、またパーキンソニズムの完全消退のためには量が多くなりがちで、どうしても日中に眠気が残ります。眠気を期待して就寝前に投与することもありますが、一般的ではありません。

　抗コリン性の副作用が生じるため、便秘や排尿障害、口渇に注意が必要です。一部の緑内障、前立腺肥大症などでは禁忌となります。

（松尾 敬太朗）

2 むずむず脚症候群治療薬

　精神科を受診する患者さんにしばしば認められるむずむず脚症候群（RLS；restless legs syndrome、レストレスレッグス症候群）の治療薬についても紹介します。むずむず脚症候群（レストレスレッグス症候群）とは、寝ようとするときやじっとしているときに四肢（多くは下肢）に「むずむずとした」不快感を自覚する病気です。異常な感覚のために「足を動かさずにはいられない」という強い衝動が生じて入眠が妨げられます。これらの症状は足を動かすことで改善し、夕方から夜間に症状が悪化するという特徴があります。

　アメリカ国立衛生研究所の診断基準によると欧米における有病率は 1.9 ～ 4.6% とありますが、日本における有病率は欧米より低く 1.8% 程度とされています。女性に多く、加齢とともに有病率は上昇するといわれています。原因としては鉄欠乏による感覚制御に関わるドパミン神経の機能低下の関連が示唆されており、ドパミン作動薬による治療が行われます。臨床的には慢性腎不全、鉄欠乏性貧血、末梢神経炎、脊髄疾患、パーキンソン病などに伴うむずむず脚症候群（レストレスレッグス症候群）もしばしば経験します。まれですが SSRI の副作用でも出現しうるといわれています。

　「むずむずする」という訴えからは重篤感を感じにくいですが、苦痛で深刻な睡眠障害に悩む方もいるため、疑った際には医師に相談するよう促しましょう。

　むずむず脚症候群（レストレスレッグス症候群）に使用されるクロナゼパムやガバペンチンについては、p.156、157 を参照ください。

2 むずむず脚症候群治療薬

　バランスをみながら慎重に！

① プラミペキソール塩酸塩水和物

商品名：ビ・シフロール®

ジェネリック：プラミペキソール塩酸塩

【適応】①パーキンソン病、②中等度から重度の特発性レストレスレッグス症候群

【用量】①1 日 0.25mg より開始、2 週目に 1 日 0.5mg とし、1 週間ごとに 1 日 0.5mg ずつ増量、維持量は 1 日 1.5 ～ 4.5mg。1.5mg 未満のときは朝夕食後 2 回、1.5mg 以上のときは毎食後経口投与、②1 日 0.125mg から始めて 1 週間以上間隔を空けて 1 日 1 回 0.25mg とする。就寝 2 ～ 3 時間前に経口投与。増量は 1 週間以上間隔を空ける。1 日最大 0.75mg を超えない

【剤型】錠剤

> **処方のポイント**
> ・元来はパーキンソン病の治療薬だが、むずむず脚症候群（レストレスレッグス症候群）にも使用される。
> ・多彩な副作用に注意。

この薬の 特徴 は？

プラミペキソールは元来パーキンソン病の薬であり、ドパミン受容体作動薬といわれます。パーキンソン病ではドパミンが低下し錐体外路症状などが出現しますが、そのドパミンの受容体を直接作動させることで症状の改善を図ります。

そのほかのパーキンソン病治療薬としてドパミン前駆物質やドパミン受容体作動薬、抗コリン薬、ドパミン遊離促進薬、MAO-B 阻害薬などさまざまな薬が開発されていますが、それらの多くは有害作用も多く、特に精神科領域で多く見られる薬剤性パーキンソニズムに対しての有用性は限られたものとされています。ドパミン受容体作動薬では悪心や嘔吐、起立性低血圧、頭痛、めまい、不整脈などが強く生じる人もおり、長期使用によって舞踏病様運動やジストニア、幻覚妄想や抑うつ、躁などの精神症状も悪化しやすいとされています。プラミペキソールはそのような副作用が軽減しているといわれますが、突然の抗いがたい睡眠発作の原因となることがあり、運転などは慎重な判断が求められます。

また、日本で保険適用のある数少ないむずむず脚症候群（レストレスレッグス症候群）の治療薬であり、第一選択薬として考えられています。その有効性は高く 80％以上の患者さんで有効であったとの報告もあります。治療抵抗性のうつ病に対する増強療法やパーキンソン病のうつ状態に対する有効性を報告している研究もありますが、どの用法においても副作用には注意して使うべきでしょう。

② むずむず脚症候群治療薬

ビリビリ、ジンジン、痛みにリリカ！

② プレガバリン

商品名：リリカ ®

ジェネリック：プレガバリン

【適応】①神経障害性疼痛、②線維筋痛症に伴う疼痛

【用量】初期投与量：1 日 150mg を 1 日 2 回に分けて、その後 1 週間以上かけて 300mg まで漸増。①は 600mg まで、②は 450mg まで

【剤型】カプセル、口腔内崩壊錠

> **処方のポイント**
> ・神経障害性疼痛の第一選択薬。
> ・線維筋痛症に対して初めて保険適用となった薬。
> ・薬物相互作用がなく、よく使われる。

この薬の 特徴 は？

　プレガバリンは、薬理学的にはガバペンチンと類似しており、中枢神経系において電位依存性カルシウムチャネルに作用してカルシウム流入を抑制することで、グルタミン酸などの神経伝達物質遊離を抑制すると考えられています。また、SNRI（セロトニン・ノルアドレナリン再取込み阻害薬）のように下行性疼痛調節系のノルアドレナリンやセロトニン経路に対する作用にも関与していることが示唆されており、それによる鎮痛作用も推定されています。

　疼痛に悩む患者さんは非常に多く、鎮静薬は多くの人が内服しています。そのなかでもプレガバリンは**神経障害性疼痛の第一選択薬**であり、整形外科領域を中心に広く処方されています。

　また、**線維筋痛症に対しても保険適用がある数少ない薬のうちの一つです。**パニック障害や社交不安障害などでも有効性がある可能性が示唆されてはいますが、エビデンスに乏しく、通常使われることはありません。

　むずむず脚症候群（レストレスレッグス症候群）に対しても効果があるとの報告があります。めまい、ふらつき、眠気、浮腫といった副作用は比較的頻度が高く、特に高齢者においては十分に注意をして漸増する必要があるでしょう。体内で代謝されることなく尿中に排泄されるため薬物相互作用がないと考えられ、その点においては使いやすい薬です。

引用・参考文献

1）厚生労働省健康局．健康づくりのための睡眠指針2014．https://www.mhlw.go.jp/file/06-Seisakujouhou-10900000-Kenkoukyoku/0000047221.pdf（2021.11.15閲覧）
2）Sadock, BJ ほか．"正常睡眠と睡眠 - 覚醒障害群"．カプラン臨床精神医学テキスト．第3版．井上令一監修．東京，メディカル・サイエンス・インターナショナル出版，2016，624．
3）Sadock, BJ ほか．"精神薬理学的治療"．カプラン臨床精神医学テキスト．前掲書2．1042．
4）Sadock, BJ ほか．"抗けいれん薬"．カプラン精神科薬物ハンドブック：エビデンスに基づく向精神薬療法．第5版．神庭重信監修．東京，メディカル・サイエンス・インターナショナル，2015，45-7．
5）Stahl, SM．"プレガバリン"．ストール精神科治療薬処方ガイド．第2版．仙波純一訳．東京，メディカル・サイエンス・インターナショナル，2011，474-8．
6）慢性疼痛治療ガイドライン作成ワーキンググループ．慢性疼痛治療ガイドライン．東京，真興交易医書出版部，2018，342p．
7）鈴木圭輔ほか．"レストレスレッグス症候群と周期性四肢運動障害"．リハビリテーションに役立つ！睡眠障害・睡眠呼吸障害の知識．近藤国嗣編．Monthly Book Medical Rehabilitation 増刊号．東京，全日本病院出版会，203，2016，81-8．
8）Sadock, BJ ほか．"ドパミン受容体作動薬とその前駆体"．前掲書4．114-20．
9）橋爪祐二ほか．"むずむず脚症候群の薬物療法"．最新臨床睡眠学：睡眠障害の基礎と臨床．日本臨牀増刊．東京，日本臨牀社，71，2013，233-7．

（久良木 聡太）

3 制吐剤、便秘薬、胃薬

そのほか、精神科領域では薬剤の副作用で一時的に**吐き気や便秘などの消化器症状**が出現する場合があります。特に抗うつ薬では腸管にもセロトニン神経が分布しているため、吐き気が出現する頻度が高いです。抗うつ薬の開始時や増量時に一時的に吐き気止めを使用することがあります。

便秘もよく報告される症状であり、便秘薬が併用されます。便秘薬には刺激性下剤と非刺激性下剤があります。刺激性下剤は腸管の運動を活発にさせることで排便を促しますが、吐き気や腹痛が生じる場合があり、長期投与により効果が減弱します。非刺激性下剤は便を軟らかくすることで排便を促します。主に酸化マグネシウムの浸透圧性下剤としての使用が多いですが、上皮機能変容率と胆汁酸トランスポーター阻害薬が選択できるようになっています。

3 制吐剤、便秘薬、胃薬 〈制吐剤〉

吐き気がきたときはこれ！

① ドンペリドン

商品名：ナウゼリン®

ジェネリック：ドンペリドン

【適応】次の場合の消化器症状（悪心、嘔吐、食欲不振、腹部膨満、上腹部不快感、腹痛、胸やけ、あい気）
　　　①成人：慢性胃炎、胃下垂症、胃切除後症候群、抗悪性腫瘍薬またはレボドパ製剤投与時
　　　②小児：周期性嘔吐症、上気道感染症、抗悪性腫瘍薬投与時
【用量】①1回10mgを1日3回に分けて食前経口投与。ただし、レボドパ製剤投与時には1回5〜10mgを1日3回食前投与、②1日1〜2mg/kgを1日3回に分けて食前経口投与。なお、年齢、体重、症状により適宜増減する。1日投与量は30mgを超えないこと
【剤型】錠剤、口腔内崩壊錠、ドライシロップ剤、細粒剤、坐剤

> **処方のポイント**
> ・一般的な吐き気止めに使用される。
> ・アカシジアなどの錐体外路系の副作用に注意する。

この薬の 特徴 は？

ドパミン受容体拮抗薬に分類される薬で、上部消化管ならびにCTZ（chemoreceptor trigger zone、化学受容器引き金帯）における抗ドパミン作用によって制吐作用を発揮するといわれています。ナウゼリン®の名前がnausea（吐き気）に由来しているように、**強い制吐作用**があるため吐き気を認める患者さんによく処方されます。精神科においては抗う

つ薬の副作用などで吐き気を感じる人もいるため、そのようなときに一時的に使用されることもあります。

　中枢神経への移行は少ないとされていますが、ドパミン拮抗作用によるアカシジアなどの錐体外路症状や高プロラクチン血症を認めることもあるため、注意が必要です。また、小児用としてシロップ製剤や坐剤もあります。

3 制吐剤、便秘薬、胃薬〈便秘薬〉

便秘の標準治療薬！

② 酸化マグネシウム

商品名：酸化マグネシウム

ジェネリック：マグミット®

【適応】①胃・十二指腸潰瘍、胃炎、上部消化管機能異常、②便秘症、③尿路シュウ酸カルシウム結石の発生予防
【用量】①１日0.5〜1g、数回分割経口投与、②１日2g、3回を食前または食後の3回に分割経口投与するか就寝前に1回服薬、③１日0.2〜0.6g、多量の水とともに服用
【剤型】原末、錠剤、細粒剤

処方のポイント
・便を軟らかくする作用がある。 ・高齢者、腎不全、心不全の患者さんに注意する。

この薬の 特徴 は？

　浸透圧性下剤に分類される薬で、腸管内に水分を引き込むことで便回数を増やし、便を軟らかくする作用があります。一般に便秘症に対して広く処方されており、『慢性便秘症診療ガイドライン』でもその有用性が認められています。投与後数日で効果を発揮し、排便状況に応じて細かに処方も調整しやすい薬です。

　安全性は高く、妊娠中でも内服できる薬ですが、高齢者や腎不全、心不全のある患者さんでは高マグネシウム血症から嘔吐、徐脈、筋力低下、意識障害などを呈するリスクがあります。特に、高齢で腎機能障害があると血清マグネシウム濃度が上昇することが知られているため、処方は推奨されません。内服中は、採血で定期的に血清マグネシウム濃度を測定することが望ましいでしょう。また、併用すると吸収が下がる薬剤（テトラサイクリン系、ニューキノロン系抗菌薬など）があることにも注意します。

期待の新星！

③ ルビプロストン

商品名：アミティーザ®

【適応】慢性便秘症（器質的疾患による便秘を除く）
【用量】1回24μgを1日2回朝食後および夕食後に経口投与。症状により適宜増減する
【剤型】カプセル

> **処方のポイント**
> ・便を軟らかくする作用がある。
> ・妊婦には禁忌。
> ・若い女性では悪心を感じることが多い。

この薬の **特徴** は？

　日本では2012年に発売された比較的新しい便秘薬であり、上皮機能変容薬と呼ばれています。それまでの刺激性下剤や浸透圧性下剤などと異なり、小腸上皮細胞のクロライドチャネルを活性化し、腸管内への水分分泌を促すという新しい機序の薬剤です。『慢性便秘症診療ガイドライン』でも酸化マグネシウムなどと並んで推奨されている薬であり、多くの患者さんに処方されています。

　主な副作用として悪心や下痢がありますが、悪心は若い女性で認めやすく、食前投与で頻度が高くなるため食後の内服が勧められています。また、動物実験にて流産や早産のリスクが上昇したため妊婦への投与は禁忌となっています。やや投与量の調整が難しい印象もありましたが、2018年に12μgの剤型も発売され、細かな用量調整も可能となっています。

4章　精神系のくすりと併用されやすいくすりを知ろう！

これまでにない作用機序！

④ エロビキシバット水和物

商品名：グーフィス®

【適応】慢性便秘症（器質的疾患による便秘を除く）
【用量】10mg を 1 日 1 回食前経口投与。最大投与量は 1 日 15mg
【剤型】錠剤

処方のポイント	・ほかの薬剤とは違う新しい作用機序をもつ。 ・水分分泌と消化管運動のどちらも促進する。 ・薬効がきちんと得られるよう食前に内服する。

この薬の 特徴 は？

　日本では 2018 年に発売された新規の便秘薬の一つであり、胆汁酸トランスポーター阻害薬と呼ばれます。肝臓で合成された胆汁酸は脂肪の吸収を助ける作用がありますが、通常は 95％が小腸で再吸収され腸肝循環を形成しています。本剤は回腸末端における胆汁酸再吸収を阻害し、再吸収されずに大腸に流入した胆汁酸が大腸の上皮細胞に作用して水分分泌や大腸運動を促進するといわれています。大腸運動促進作用も有するという特徴から、それまで刺激性下剤を使用していた患者さんが便秘薬を切り替える際の選択肢の一つとなります。胆汁酸は生理的に食事の刺激によって分泌されるため、本剤が胆汁酸より早く腸管に到達するように食前投与が推奨されています。

優しく胃を守る！

⑤ レバミピド

商品名：**ムコスタ**®

ジェネリック：レバミピド

【適応】①胃潰瘍、②急性胃炎、慢性胃炎の急性増悪期の胃粘膜病変（びらん、出血、発赤、浮腫）の改善
【用量】①1回 100mg を1日3回、朝夕就寝前に経口投与、②1回 100mg を1日3回経口投与
【剤型】錠剤、顆粒剤

処方の ポイント	・胃粘膜保護作用によって胃を守る。

この薬の **特徴** は？

　胃粘膜の防御因子増強薬に分類される薬で、胃粘膜のプロスタグランジン増加作用やフリーラジカル抑制作用を有しているといわれています。それらにより胃粘膜保護作用や炎症改善効果があると考えられています。胃潰瘍や胃炎に対して保険適用がありますが、いわゆる胃薬として精神科を含めてさまざまな実臨床の場面で使用されています。プロスタグランジンの産生を抑制する NSAIDs（non-steroidal anti-inflammatory drugs、非ステロイド性抗炎症薬）と呼ばれる解熱鎮痛薬（ロキソニン®〈ロキソプロフェン〉など）において、胃潰瘍などの予防として一緒に飲むこともあるでしょう。大きな副作用や薬物相互作用も少なく、使用しやすい薬です。

4 章　精神系のくすりと併用されやすいくすりを知ろう！

代表的胃薬！

⑥ テプレノン

商品名：セルベックス®

ジェネリック：テプレノン

【適応】①急性胃炎、慢性胃炎の急性増悪期における胃粘膜病変（びらん、出血、発赤、浮腫）の改善、②胃潰瘍
【用量】① 1 日 3 カプセル（150mg）を 1 日 3 回食後に経口投与、年齢や症状により適宜増減
【剤型】カプセル、細粒剤

処方のポイント
- 広く使われる一般的な胃薬。
- 空腹時投与は吸収率が低下する。

この薬の **特徴** は？

　レバミピド同様、胃粘膜の防御因子増強薬に分類される薬で、胃粘膜のプロスタグランジン増加作用や胃粘液増加作用による胃粘膜保護作用があると考えられています。空腹時投与にて吸収率が低下するため、食後投与が推奨されています。期待される作用としてはレバミピドとほぼ同じと考えてよいでしょう。どちらもよく使用される代表的な胃薬です。

引用・参考文献

1) 共和キリン株式会社. ナウゼリン®錠インタビューフォーム. 2020. https://medical.kyowakirin.co.jp/site/drugpdf/interv/nau_tdyw_in.pdf（2021.10.27 閲覧）
2) 日本消化器病学会関連研究会, 慢性便秘の診断・治療研究会. "CQ5-04 慢性便秘症に浸透圧性下剤は有効か？". 慢性便秘症診療ガイドライン2017. 東京, 南江堂, 2017, 66-8.
3) Wakai, E. et al. Risk factors for the development of hypermagnesemia in patients prescribed magnesium oxide : a retrospective cohort study. J Pharm Health Care Sci. 5, 2019, 4.
4) 日本消化器病学会関連研究会, 慢性便秘の診断・治療研究会. "CQ5-06 慢性便秘症に上皮機能変容薬は有効か？". 前掲書2. 71-3.
5) マイランEPD合同会社. アミティーザ®カプセル12μg・24μg医薬品インタビューフォーム第10版. 2018. http://image.packageinsert.jp/pdf.php?mode=1&yjcode=2359006M1025（2021.10.26 閲覧）
6) EAファーマ. グーフィス®錠医薬品インタビューフォーム第5版. 2021. https://medical.eisai.jp/content/000000456.pdf?20210922134256（2021.10.26 閲覧）
7) 持田製薬株式会社医療関係者向けサイト. グーフィス®錠5mgの製品Q&A. https://med.mochida.co.jp/qa/gof-h.html（2021.10.26 閲覧）
8) 大塚製薬株式会社. ムコスタ®錠100mg・顆粒20％インタビューフォーム第13版. 2021. https://www.otsuka-elibrary.jp/pdf_viewer/index.html?f=/file/1043/mc1_if.pdf#page=1（2021.10.27 閲覧）
9) EAファーマ株式会社. セルベックス®カプセル50mg・細粒10％インタビューフォーム第10版. 2016. https://medical.eapharma.jp/sites/default/files/hcp/products/item/slx50/pdf/SLX_IF_201604.pdf（2021.10.27 閲覧）

（総論…松尾 敬太朗、①〜⑥…久良木 聡太）

お役立ち　薬剤リスト

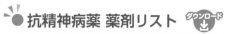

抗精神病薬 薬剤リスト

分類	一般名※1	商品名※2	ポイント	剤型	投与回数／タイミング	Tmax (hr)※3
フェノチアジン系	クロルプロマジン	コントミン ウインタミン	・睡眠薬としての使用が多い ・副作用に注意	錠剤、細粒剤、注射剤	分割	3.2 ± 0.8
	レボメプロマジン	レボトミン ヒルナミン	・睡眠薬としての使用が多い ・副作用に注意	錠剤、注射剤、散剤、顆粒剤、細粒剤	分割	1.9 (10. ~ 5.0)
ブチロフェノン系	ハロペリドール	セレネース	・急性興奮、せん妄に注射剤や点滴を！ ・強い抗精神病作用と比較的弱い鎮静作用 ・せん妄に使用可※5 ・持効性注射剤がある（ハロマンス®）	錠剤、細粒剤、内用液剤、注射剤	-	5.3 ± 1.0 (1.5mg)
ベンザミド系	スルピリド	ドグマチール	・抗うつ作用に期待 ・高プロラクチン血症に注意	錠剤、細粒剤、カプセル、注射剤	分割	2.7 ± 0.3 (100mg錠単回投与)
チエピン系	ゾテピン	ロドピン	・抗躁作用に期待、鎮静作用が強い ・傾眠、けいれんなどに注意	錠剤、細粒剤	分割	2.2 ± 0.3 (50mg)
SDA	リスペリドン	リスパダール	・強い抗幻覚妄想作用 ・せん妄に使用可※5、小児でも使用可 ・最も広く用いられる薬剤 ・持効性注射剤がある（リスパダールコンスタ®）	錠剤、口腔内崩壊錠、細粒剤、内用液剤	2回	1mg錠 1.25 ± 0.55（未変化体） 2.85 ± 1.76（主代謝物）
	パリペリドン	インヴェガ	・強い抗幻覚妄想作用 ・1日1回、リスペリドンに比べ効果が安定 ・持効性注射剤がある（ゼプリオン®／ゼプリオンTRI®）	徐放錠	1回 朝服用、夜間は腸蠕動亢進のため避ける	24.0 (3mg単回投与) 24.0 (6mg単回投与) 12.0 (3mg反復投与)
	ブロナンセリン	ロナセン	・強い抗幻覚妄想作用 ・唯一の貼付剤もある ・小児の統合失調症への適応あり	錠剤、散剤、貼付剤	2回 食後	3.8 ± 1.7 (2mg食後単回投与) 2 (2mg、1日2回食後反復投与)
	ペロスピロン	ルーラン	・せん妄に使用可※5 ・夜1回投与なら高齢者にも使いやすい	錠剤	3回 食後	1.4 ~ 2.3 (8mg単回投与) 4mg、1日3回の反復投与で変化なし
	ルラシドン	ラツーダ	・抗精神病作用と気分安定作用を併せもつ ・抑うつにも使われる ・副作用が少ない	錠剤	1回 食後	1.5 (40mg単回投与) 3.8 (40mg反復投与)
MARTA	オランザピン	ジプレキサ	・急性期に素早く確実な効果！ ・優れた抗幻覚妄想作用と鎮静作用がある ・糖尿病に禁忌！	錠剤、細粒剤、口腔内崩壊錠、注射剤	1回	4.8 ± 1.2 (5mg)
	クエチアピン	セロクエル	・不眠、不安、精神病などに！ ・糖尿病に禁忌！ ・せん妄に使用可※5	錠剤、細粒剤	2 ~ 3回	100mg、1日2回反復投与 2.6 ± 0.7（非高齢者） 2.9 ± 0.3（高齢者）
	クエチアピン徐放錠	ビプレッソ	・双極性障害のうつ病相に ・糖尿病に禁忌！ ・食後2時間以上空ける	徐放剤	1回 就寝前、食後2時間以上空ける	300mg反復投与 クエチアピン 6.0 ノルクエチアピン 4.0
	アセナピン	シクレスト	・抗精神病薬で唯一の舌下錠！ ・初回通過効果がない ・口腔内に独特のしびれ感が生じる	舌下錠	2回 服用後10分間は飲食を避ける、吸収低下	1.25 (5mg単回投与) 0.50 (5mg、1日2回反復投与)
	クロザピン	クロザリル	・致死的な副作用も多いが最後の切り札！ ・2週間ごとにCPMSの登録が必要 ・使える医療機関が限られる	錠剤	2 ~ 3回	1.8 ± 1.0 (50mg反復投与)
DPA	アリピプラゾール	エビリファイ	・精神病、躁、うつ、発達障害と適応が多い ・副作用は少ないが、アカシジアはやや多い ・持効性注射剤がある（エビリファイ®LAI）	錠剤、散剤、口腔内崩壊錠、内用液剤	1 ~ 2回	2.8 ± 1.3 （普通錠（水あり）3mg単回投与）
SDAM	ブレクスピプラゾール	レキサルティ	・抗精神病作用を増したエビリファイ® ・アカシジアが少ない ・用法用量の調整が簡便	錠剤、口腔内崩壊錠	1回	6 (1mg単回投与)

※1 「塩酸塩」などの表記は省略
※2 登録商標マークは省略。ジェネリックは除く
※3 最高濃度到達時間。最高血中濃度に到達するまでに要する時間。中央値を記載

※4 半減期。血液中の薬物濃度が50%に減少するまでの時間
※5 せん妄に使用可は保険査定なし
※6 アナフィラキシーショックに使用する場合を除く

$T_{1/2}\beta$ (hr)[*4]	食事の影響	反復投与	禁忌	腎機能障害	主な副作用	掲載ページ
11.7 ± 4.7	なし		アドレナリン投与中[*6]	-	傾眠、パーキンソン症候群、高プロラクチン血症、起立性低血圧、口渇、便秘、尿閉、悪性症候群、QT 延長、麻痺性イレウス、SIADH	42
14.2（8.9 ～ 27.0）	なし		アドレナリン投与中[*6]	-	傾眠、パーキンソン症候群、高プロラクチン血症、起立性低血圧、口渇、便秘、尿閉、悪性症候群、QT 延長、麻痺性イレウス、SIADH	43
51.575 ± 16.695（1.5mg）	なし		パーキンソン病、レビー小体型認知症、妊婦、アドレナリン投与中[*6]	-	パーキンソン症候群、アカシジア、遅発性ジスキネジア、高プロラクチン血症、便秘、口渇、尿閉、悪性症候群、QT 延長、麻痺性イレウス、SIADH、白血球減少	45
8（100mg 錠単回投与）	なし		プロラクチノーマ、褐色細胞腫	減量	月経異常、乳汁分泌、高プロラクチン血症、性機能障害、便秘、口渇、悪性症候群、QT 延長、白血球減少	46
12.8 ± 1.7（50mg）	なし		アドレナリン投与中[*6]	-	傾眠、錐体外路症状、脳波異常、けいれん発作、便秘、口渇、尿閉、性機能障害、体重増加	48
1mg 錠 3.01 ± 1.36（未変化体）21.88 ± 4.54（主代謝物）	なし	半減期延長	アドレナリン投与中[*6]	減量、最大6mg	錐体外路症状、振戦、高プロラクチン血症、構音障害、傾眠、めまい・ふらつき、口渇、起立性低血圧、糖代謝異常、けいれん発作、悪性症候群、QT 延長、麻痺性イレウス、SIADH	49
19.6 ± 3.5（3mg 単回投与）22.9 ± 6.5（6mg 単回投与）25.4 ± 3.5（3mg 反復投与）	あり 空腹時は吸収低下	吸収短縮 半減期延長	中等度以上の腎機能障害、アドレナリン投与中[*6]	中等度以上で禁忌	錐体外路症状、振戦、高プロラクチン血症、構音障害、傾眠、めまい・ふらつき、口渇、起立性低血圧、糖代謝異常、悪性症候群、QT 延長、麻痺性イレウス、SIADH	51
10.7 ± 9.4（4mg 空腹時単回投与）67.9 ± 27.6（2mg、1 日 2 回食後反復投与）	あり 空腹時は吸収低下	半減期延長	アドレナリン投与中[*6]	-	パーキンソン症候群、アカシジア、高プロラクチン血症、悪性症候群、QT 延長、麻痺性イレウス、SIADH	53
5 ～ 8（8mg 単回投与）4mg、1 日 3 回の反復投与で変化なし	あり 空腹時は吸収低下	差はない	アドレナリン投与中[*6]	-	傾眠、高プロラクチン血症、便秘、口渇、めまい・ふらつき、悪性症候群、QT 延長、麻痺性イレウス、SIADH	55
22.45 ± 6.99（40mg 単回投与）	あり 空腹時は吸収低下、半減期短縮	半減期記載なし	CYP3A4 を強く阻害する薬剤（アゾール系抗真菌薬、クラリスロマイシンなど）、CYP3A4 を強く誘導する薬剤（リファンピシン、フェニトイン）を服用中、アドレナリン投与中[*6]	減量	アカシジア、悪性症候群、遅発性ジスキネジア	56
28.5 ± 6.1（5mg）	なし		糖尿病、糖尿病の既往、アドレナリン投与中[*6]	-	傾眠、食欲亢進、体重増加、糖代謝異常、糖尿病の悪化、口渇、尿閉、急な中止で抗コリン離脱、悪性症候群、QT 延長、麻痺性イレウス、SIADH	57
100mg、1 日 2 回反復投与 3.5 ± 0.2（非高齢者）3.6 ± 0.3（高齢者）	なし	差はない	糖尿病、糖尿病の既往、アドレナリン投与中[*6]	-	傾眠、食欲亢進、体重増加、糖代謝異常、糖尿病の悪化、口渇、尿閉、急な中止で抗コリン離脱、悪性症候群、QT 延長、麻痺性イレウス、SIADH	59
300mg 反復投与 クエチアピン 6.5 ± 2.9 ノルクエチアピン 26.6 ± 17.3	あり 空腹時は吸収上昇、半減期低下	単回投与のノルクエチアピンの記載なし、比較できず	糖尿病、糖尿病の既往、アドレナリン投与中[*6]	-	傾眠、食欲亢進、体重増加、糖代謝異常、糖尿病の悪化、口渇、尿閉、急な中止で抗コリン離脱、悪性症候群、QT 延長、麻痺性イレウス、SIADH	59
17.1 ± 6.1（5mg 単回投与）35.5 ± 20.2（5mg、1 日 2 回反復投与）	あり 食後は吸収低下	半減期延長	重度の肝機能障害、アドレナリン投与中[*6]	-	口の感覚鈍麻、傾眠、アカシジア、錐体外路症状、肝機能異常、口渇、尿閉、体重増加、悪性症候群、QT 延長、麻痺性イレウス、SIADH	61
15 ± 5.1（50mg 反復投与）	なし	変化なし 100mg は Tmax 延長	白血球数が 4,000/mm^3 未満または好中球数が 2,000/mm^3 未満、CPMS を遵守できない、CPMS の投与基準を満たさない、骨髄機能障害がある、持効性注射剤を投与中、十分な管理がされていないてんかん、アルコールまたは薬物の急性中毒、昏睡、循環虚脱状態または中枢神経抑制機能、重度の心疾患（心筋炎など）、重度の腎機能障害、重度の肝機能障害、麻痺性イレウス、アドレナリン作動薬を投与中[*6]〈併用禁止〉骨髄抑制を起こす可能性がある薬剤、放射線療法、化学療法、持効性抗精神病薬	重度以上で禁忌	顆粒球・好中球減少、悪性症候群、イレウス、心筋炎、胸膜炎、傾眠、倦怠感、口渇、尿閉、体重増加、高血糖、月経異常、性機能異常、脳波異常	62
62.7 ± 18.9（普通錠（水あり）3mg 単回投与）	なし	半減期がやや延びる	アドレナリン投与中[*6]	-	アカシジア、不眠、傾眠、悪性症候群、遅発性ジスキネジア、麻痺性イレウス	64
56.53 ± 16.86（1mg 単回投与）	なし	半減期延長	アドレナリン投与中[*6]	-	アカシジア、悪性症候群、遅発性ジスキネジア、麻痺性イレウス	66

分類	一般名[1]	商品名[2]	ポイント	剤型	投与回数／タイミング	初期用量（mg）[3]
三環系抗うつ薬	アミトリプチリン	トリプタノール	・強力な不安・抑うつへの作用と強い副作用	錠剤	分割	30～75
	クロミプラミン	アナフラニール	・抗うつ薬で唯一使える点滴薬	錠剤、注射剤※右記に（ ）で表示	1～3回分割（1日1回点滴静注）	50～100（点滴：25）
	アモキサピン	アモキサン	・うつ症状と精神病症状に効果	カプセル、細粒剤	1～数回分割	25～75
SSRI	パロキセチン	パキシル パキシルCR	・効果は確かだが、離脱症状に注意	錠剤、徐放剤※右記に（ ）で表示	1回、夕食後	10～20（徐放剤：12.5～25）
	セルトラリン	ジェイゾロフト	・増量速度が緩やかで効果の発現が穏やか	錠剤、口腔内崩壊錠	1回	25
	エスシタロプラム	レクサプロ	・うつにも不安にも効果あり、副作用が少ない	錠剤	1回、夕食後	10
	フルボキサミン	デプロメール ルボックス	・日本で初めてのSSRI	錠剤	2回分割	50
SNRI	ミルナシプラン	トレドミン	・日本で初めてのSNRI	錠剤	2～3回分割	25
	デュロキセチン	サインバルタ	・意欲を高めて痛みを減らす	錠剤、カプセル、口腔内崩壊錠	1回、朝食後	20
	ベンラファキシン	イフェクサーSR	・低用量で抗不安、高用量で抗不安＋意欲を高める	カプセル	1回、食後	37.5
NaSSA	ミルタザピン	レメロン リフレックス	・効果に優れており、睡眠作用と食欲増進作用がある	錠剤、口腔内崩壊錠	1回、就寝前	15～30
その他の抗うつ薬	トラゾドン	レスリン デジレル	・睡眠薬代わり、せん妄にも使える	錠剤	1～数回分割	75～100
セロトニン再取込み阻害・セロトニン受容体調節薬	ボルチオキセチン	トリンテリックス	・嘔気が少なく効果に優れる	錠剤	1回	10

※1 「塩酸塩」などの表記は省略
※2 登録商標マークは省略。ジェネリックは除く
※3 成人への投与量
※4 最高濃度到達時間。最高血中濃度に到達するまでに要する時間。基本は単回投与の初期用量～中等量を採用、小数点以下四捨五入（一部）
※5 半減期。血液中の薬物濃度が50%に減少するまでの時間

最大投与量（mg）[※3]	Tmax（hr）[※4]	$T_{1/2}\beta$（hr）[※5]	副作用	注意点・備考	掲載ページ
300	no data	no data	眠気、口渇、便秘、嘔気、ふらつき、血圧低下、排尿困難、霧視、体重増加、不整脈、けいれん	尿閉、閉塞隅角緑内障、心筋梗塞の回復初期、QT延長症候群で禁忌	73
225 （点滴：75）	1.5～4 （点滴：no data）	21 （点滴：no data）	口渇、嘔気、便秘、ふらつき、血圧低下、排尿困難、霧視、体重増加、不整脈、けいれん	尿閉、閉塞隅角緑内障、心筋梗塞の回復初期で禁忌	74
300	1～1.5	no data	口渇、嘔気、頻脈、便秘、排尿困難、振戦などパーキンソン症状、アカシジア	閉塞隅角緑内障、心筋梗塞の回復初期で禁忌	75
40 （徐放剤：50）	5±1 （徐放剤：10±5）	14±11 （徐放剤：13±2）	傾眠、めまい、嘔気、頭痛、口渇、便秘、排尿困難、霧視、性機能異常、激越、アカシジア	アジテーション、離脱症状へ注意	76
100	8.7±2	22.5±8	嘔気、傾眠、口腔内乾燥、頭痛、下痢、便秘、多汗、性機能異常		77
20	4	28±7.5	傾眠、悪心、めまい、頭痛、口渇、射精障害、多汗		78
150	5±1	10±2	嘔気、口渇、眠気、便秘、ふらつき、頭痛、下痢、アカシジア様症状、性機能異常	ラメルテオン併用禁忌	79
100	2	8±1.0	悪心、嘔吐、便秘、頭痛、ふらつき、めまい、眠気、血圧上昇、性機能異常	前立腺肥大症で禁忌	80
60	7.5±1	15±6	悪心、口渇、傾眠、便秘、不眠、頭痛、めまい、頻脈、血圧上昇、性機能異常	閉塞隅角緑内障、重度の肝・腎障害で使用禁忌	81
225	6（未変化体） 8～10（代謝物）	6（未変化体） 8～10（代謝物）	悪心、便秘、傾眠、めまい、口腔内乾燥、頭痛、不眠、動悸、肝機能検査値異常、排尿困難、血圧上昇、頻脈、ふらつき、発汗	重度の肝・腎障害で使用禁忌	83
45	1.5	33±4	傾眠、口渇、体重増加、便秘、肝機能異常、めまい、悪心、血圧上昇、排尿障害、過食		84
200	3～4	6～7	眠気、めまい、ふらつき、口渇、便秘、低血圧、悪心、頭痛、振戦などのパーキンソン症状、動悸、性機能異常	サキナビル併用禁忌（サキナビルは2017年に販売中止）	86
20	12	64	悪心、傾眠、頭痛、便秘、不眠、めまい、性機能障害		87

＊ほぼすべての抗うつ薬でMAO阻害薬と併用禁止

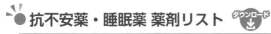

分類		作用時間	一般名※1	商品名※2	ポイント	先発品の剤型
抗不安薬	ベンゾジアゼピン系	短時間型	クロチアゼパム	リーゼ	・マイルドな作用	錠剤、顆粒剤
			エチゾラム	デパス	・切れ味が良く、筋弛緩作用が強い ・依存性に注意	錠剤、細粒剤
		中間型	ロラゼパム	ワイパックス	・抗不安作用が強い ・肝臓への負担が軽い	錠剤
			アルプラゾラム	ソラナックス コンスタン	・抗不安・催眠・筋弛緩作用のバランスが良い	錠剤
		長時間型	クロナゼパム※6	ランドセン リボトリール	・抗不安薬、抗けいれん薬、むずむず脚症候群への治療など幅広い使用用途がある	錠剤、細粒剤
			ブロマゼパム	レキソタン	・抗不安作用が強い	錠剤、細粒剤
			ジアゼパム	ホリゾン セルシン	・半減期がとても長い ・けいれん発作に注射剤や坐剤（ダイアップ®）もある	錠剤、散剤、シロップ剤、注射剤、坐剤
			ロフラゼプ酸エチル	メイラックス	・半減期がとても長い ・離脱のリスクが少ない	錠剤、細粒剤
	セロトニン作動性		タンドスピロン	セディール	・マイルドな作用	錠剤
睡眠薬	Z-drug （非ベンゾジアゼピン系）	超短時間型	ゾルピデム	マイスリー	・入眠改善効果が強い ・適応病名に注意	錠剤
			ゾピクロン	アモバン アモバンテス	・入眠改善効果が強い ・苦味を感じる人もいる	錠剤
			エスゾピクロン	ルネスタ	・ゾピクロンの光学異性体 ・入眠改善効果が強い ・苦味を感じる人が多い	錠剤
	ベンゾジアゼピン系	超短時間型	トリアゾラム	ハルシオン	・切れ味が良く、依存性に注意	錠剤
		短時間型	ブロチゾラム	レンドルミン	・入眠から中途覚醒にも効く	錠剤（普通錠、口腔内崩壊錠）
			リルマザホン	リスミー	・中途覚醒に効く	錠剤
		中間型	フルニトラゼパム	サイレース	・強力な催眠作用 ・米国など持ち込み禁止の国がある	錠剤、注射
			エスタゾラム	ユーロジン	・比較的長い作用時間を有する	錠剤、散剤
			ニトラゼパム	ベンザリン ネルボン	・長い作用時間 ・抗けいれん作用もある	錠剤、細粒剤
		長時間型	クアゼパム	ドラール	・長い作用時間	錠剤
			フルラゼパム	ダルメート	・とても長い作用時間 ・持ち越し効果に注意	カプセル
	メラトニン受容体作動薬		ラメルテオン	ロゼレム	・マイルドな飲みごこち ・日内リズム改善効果 ・せん妄予防にも使用	錠剤
	オレキシン受容体拮抗薬		スボレキサント	ベルソムラ	・依存性や離脱のリスクが少ない ・悪夢の副作用あり	錠剤
			レンボレキサント	デエビゴ	・依存性や離脱のリスクが少ない ・薬剤の安定性が高く、併用禁忌薬もない	錠剤

※1 「塩酸塩」などの表記は省略
※2 登録商標マークは省略
※3 半減期。血液中の薬物濃度が50%に減少するまでの時間。ジアゼパムの半減期は50hr。端数は四捨五入
※4 最高濃度到達時間。最高血中濃度に到達するまでに要する時間。端数は四捨五入
※5 ジアゼパム換算。参考：日本精神科評価尺度研究会．抗不安薬・睡眠薬の等価換算－稲垣＆稲田（2015）版から変更なし－．2017.
　　http://jsprs.org/toukakansan/2017ver/antianxiety-hypnotic.php（2021.11.15 閲覧）
※6 抗てんかん薬ではあるが抗不安作用や催眠作用もあるため記載
※7 活性代謝物の値

投与回数／タイミング	最大投与量 (mg)	$T_{1/2}$ (hr) [※3]	Tmax (hr) [※4]	等価換算 (mg) [※5]	副作用	掲載ページ
1日3回	30	5	0.8	10	眠気、ふらつき、依存性、離脱症状、肝機能障害	-
1日3回	3（高齢者1.5）	7	0.5〜1	1.5	眠気、ふらつき、依存性、離脱症状、呼吸抑制、間質性肺炎、肝機能障害	-
1日2〜3回	3	12	2	1.2	眠気、ふらつき、依存性、離脱症状、刺激興奮	111
1日3〜4回	2.4（高齢者1.2）	14	1.5	0.8	傾眠、めまい、倦怠感、依存性、離脱症状、刺激興奮、肝機能障害	109
1日1〜3回	6	27	2	0.25	眠気、ふらつき、依存性、呼吸抑制、刺激興奮、肝機能障害	156
1日2〜3回	15	30	1〜2	2.5	眠気、ふらつき、依存性、離脱症状、刺激興奮	-
1日2〜4回	15	50	1	5	眠気、ふらつき、依存性、離脱症状、刺激興奮、呼吸抑制	-
1日1〜2回	2	122	1	1.67	眠気、ふらつき、脱力感、依存性、離脱症状、刺激興奮、呼吸抑制	112
1日3回	60	1.2〜1.4	1	(25)	眠気、ふらつき、肝機能障害、セロトニン症候群	113
1日1回、就寝前	10	2	0.8	10	眠気、ふらつき、肝機能障害、一過性前向性健忘、依存性、離脱症状、呼吸抑制、肝機能障害	115
	10	3〜4	1	7.5	苦味、ふらつき、眠気、依存性、呼吸抑制、肝機能障害、一過性前向性健忘、もうろう状態	-
	3（高齢者2）	5	1	2.5	味覚異常、頭痛、傾眠、浮動性めまい、依存性、呼吸抑制、肝機能障害、一過性前向性健忘、もうろう状態	114
	0.5（高齢者0.25）	2.9	1	0.25	めまい、ふらつき、眠気、頭痛、依存性、離脱症状、呼吸抑制、一過性前向性健忘、もうろう状態、肝機能障害	120
	0.25	8	1	0.25	眠気、ふらつき、めまい、倦怠感、肝機能障害、一過性前向性健忘、もうろう状態、依存性、離脱症状、呼吸抑制	122
	2	10	3	2	眠気、倦怠感、ふらつき、呼吸抑制、依存性、離脱症状、刺激興奮、一過性前向性健忘、もうろう状態	-
	2（高齢者1）	15〜20	1	1	眠気、ふらつき、依存性、離脱症状、刺激興奮、呼吸抑制、肝機能障害、一過性前向性健忘、もうろう状態	123
	4	24	5	2	眠気、ふらつき、薬物依存、離脱症状、呼吸抑制、刺激興奮、一過性前向性健忘、もうろう状態	-
	10（てんかんは15）	27	1.5	5	ふらふら感、眠気、残眠感、頭痛、呼吸抑制、依存性、離脱症状、刺激興奮、肝機能障害、一過性前向性健忘、もうろう状態	-
	30	30	3	15	傾眠、浮動性めまい、依存性、離脱症状、刺激興奮、呼吸抑制、一過性前向性健忘、もうろう状態	-
	30	24〜72[※7]	1〜8[※7]	15	眠気、ふらつき、倦怠感、頭重、依存性、離脱症状、呼吸抑制、一過性前向性健忘、もうろう状態	-
	8	1〜2	1〜1.5	-	傾眠、浮動性めまい、倦怠感、高プロラクチン血症	116
	20（高齢者は15）	10	1.5	-	傾眠、頭痛、悪夢	118
	10	50	1〜1.5	-	傾眠、頭痛、倦怠感	119

略号	一般名^{※1}	商品名^{※2}	ポイント	第一選択薬として適応となるてんかん発作	第二選択薬として適応となるてんかん発作	剤型
PB	フェノバルビタール	フェノバール 複合アレビアチン	・古典的な薬剤、安価 ・幅広い適応、幅広く脳機能を抑制 ・離脱けいれんに注意	-	焦点起始発作 強直間代発作／間代発作 ミオクロニー発作	原末、錠剤、散剤、内用液剤、注射剤、合剤
PHT	フェニトイン	アレビアチン 複合アレビアチン	・焦点性てんかんに強い効果 ・てんかん重積状態にも点滴製剤を用いる ・ホスフェニトインという副作用の少ない改良された点滴製剤がある ・ある濃度を超えると急激に血中濃度が上昇	-	焦点起始発作 強直間代発作／間代発作	錠剤、散剤、静脈注射剤、合剤
CBZ	カルバマゼピン	テグレトール	・焦点性てんかんの第一選択薬 ・気分安定作用をもつ ・重篤な皮疹に注意 ・薬物相互作用が多い	焦点起始発作	-	錠剤、細粒剤
VPA	バルプロ酸	デパケン セレニカR	・多くの発作型、特に全般てんかんの第一選択薬 ・気分安定作用をもつ ・妊娠可能年齢女性には使用しづらい	強直間代発作／間代発作 欠神発作 ミオクロニー発作 強直発作／脱力発作	焦点起始発作	錠剤、徐放剤、細粒剤、顆粒剤、シロップ剤
CZP	クロナゼパム	リボトリール ランドセン	・ミオクロニー発作に有効 ・抗不安作用をもつ ・むずむず脚症候群にも使用 ・耐性に注意	-	焦点起始発作 強直間代発作／間代発作	錠剤、細粒剤
ZNS	ゾニサミド	エクセグラン	・幅広い発作型に使える ・中程度の効果 ・精神症状に注意	焦点起始発作	強直間代発作／間代発作	錠剤、散剤
CLB	クロバザム	マイスタン	・併用療法で用いる ・耐性に注意	-	焦点起始発作 ミオクロニー発作	錠剤、細粒剤
GBP	ガバペンチン	ガバペン	・焦点発作に使う ・副作用も相互作用も少ない ・抗不安薬的な作用 ・むずむず脚症候群にも使用	-	焦点起始発作	錠剤、シロップ剤
TPM	トピラマート	トピナ	・幅広い作用機序で多くの発作型に有効 ・効果が高い ・日本では単剤での使用はできない ・多彩な副作用がある	焦点起始発作	強直間代発作／間代発作 ミオクロニー発作 強直発作／脱力発作	錠剤、細粒剤
LTG	ラモトリギン	ラミクタール	・多くの発作型に使いやすい ・気分安定作用（特に抗うつ作用）をもつ ・重篤な皮疹に注意 ・効果発現に時間を要する	焦点起始発作	強直間代発作／間代発作 強直発作／脱力発作	錠剤
LEV	レベチラセタム	イーケプラ	・効果が強く、幅広い発作型に使いやすい ・副作用は少ないが、イライラなど精神症状に注意 ・相互作用が少ない ・ドライシロップや点滴製剤など多くの剤型がある	焦点起始発作	強直間代発作／間代発作 ミオクロニー発作 強直発作／脱力発作	錠剤、ドライシロップ剤、静脈注射剤
PER PRP	ペランパネル	フィコンパ	・多くの発作型に使いやすい ・効果が高い ・1日1回の服用 ・眠気が強い ・イライラなど精神症状に注意	（強直間代発作） ＊ガイドラインには記載なし	焦点起始発作 強直間代発作／間代発作	錠剤、細粒剤
LCM	ラコサミド	ビムパット	・副作用が少ない ・精神症状への影響が少ない ・相互作用なし ・ドライシロップや点滴製剤など多くの剤型がある	-	焦点起始発作	錠剤、ドライシロップ剤、静脈注射剤

※1 「塩酸塩」などの表記は省略
※2 登録商標マークは省略。ジェネリックは除く
※3 最高濃度到達時間。最高血中濃度に到達するまでに要する時間
※4 最高血中濃度。血液中の薬物濃度が到達する最高値
※5 半減期。血液中の薬物濃度が50％に減少するまでの時間
※6 血中濃度－時間曲線下面積
※7 内服薬のみ記載のためジアゼパム注射液（155ページ）は除く

投与回数／タイミング	維持量（mg）＊1日量	食事の影響	副作用	精神疾患での対応	代謝	肝機能障害時の調節	腎機能障害時の調節	注意点・備考	掲載ページ
1～4回	30～200	資料なし	眠気、鎮静、不穏、興奮、多動、運動失調、発疹、肝障害、血球減少、スティーブンス・ジョンソン症候群、TEN	うつ病：避ける	肝代謝	少し減量～不要	少し減量	〈合併症での注意〉認知機能の低下	147
3回 食後	200～300	資料なし	めまい、複視、眼振、運動失調、眠気、発疹、血球減少、肝障害、スティーブンス・ジョンソン症候群、DIHS、TEN、歯肉増殖、多毛	双極性障害：考慮可 精神疾患：避ける	肝代謝	減量	不要	〈合併症での注意〉心伝導系異常の悪化 免疫系への影響 低アルブミン患者への使用で作用増強	148
1～2回	200～1,200	資料なし	めまい、複視、眼振、運動失調、眠気、低ナトリウム血症、発疹、血球減少、肝障害、スティーブンス・ジョンソン症候群、DIHS、TEN	双極性障害：考慮可	肝代謝	減量	不要	〈合併症での注意〉心伝導系異常の悪化 免疫系への影響 認知機能の低下 〈高齢発症での選択〉焦点起始発作：合併症・併存症なしで選択	149
2～3回 徐放剤は1～2回	400～1,200	食後で吸収速度低下（徐放剤は食事の影響なし）	血球減少、体重増加、脱毛、振戦、利尿、フィブリノーゲン低下、肝障害、急性膵炎	-	肝代謝	減量	不要	〈合併症での注意〉低ナトリウム血症の悪化 パーキンソン症状の出現 〈高齢発症での選択〉全般起始発作で選択	150
1～3回	2～6	記載なし	眠気、流涎、運動失調、行動異常	不安障害：考慮可	肝代謝	減量	不要		156
1～3回	200～600	記載なし	眠気、無気力、食欲減退、発汗減少、尿路結石、発疹、肝障害	うつ病：避ける 精神疾患：避ける	肝代謝	減量	少し減量	〈合併症での注意〉認知機能の低下	-
1～3回	10～40	記載なし	眠気、流涎、運動失調、行動異常、気道分泌過多、発疹	不安障害：考慮可	肝代謝	減量	不要		-
3回	600～2,400	影響なし	眠気、めまい、倦怠感、頭痛、複視、ミオクローヌス	不安障害：考慮可	腎代謝	不要	減量	〈高齢発症での選択〉焦点起始発作：合併症・併存症なし／ありで選択	157
2回	200～600	Tmax[*3]遅延、Cmax[*4]・$T_{1/2}$[*5]に影響なし	眠気、無気力、食欲減退、発汗減少、尿路結石	うつ病：避ける 精神疾患：避ける	肝腎代謝	不要	減量	〈合併症での注意〉認知機能の低下 〈高齢発症での選択〉全般起始発作で選択	-
1～2回	100～400 ＊VPA併用で100～200	食後でTmax遅延、AUC[*6]に影響なし	眼振、めまい、複視、発疹、血球減少、肝障害、スティーブンス・ジョンソン症候群、DIHS、TEN	うつ病：考慮可 双極性障害：考慮可 不安障害：避ける	肝腎代謝	減量	不要	〈高齢発症での選択〉焦点起始発作：合併症・併存症なし／ありで選択 全般起始発作で選択	151
2回	1,000～3,000	食後でTmax遅延、Cmax低下、AUCに影響なし	めまい、頭痛、精神症状（不機嫌、易怒性など）	うつ病：避ける 不安障害：避ける 精神疾患：避ける	腎代謝	不要	減量	〈高齢発症での選択〉焦点起始発作：合併症・併存症なし／ありで選択 全般起始発作で選択	152
1回 就寝前	4～8	食後でTmax遅延、Cmax低下、AUCに影響なし	眠気、運動失調、精神症状（不機嫌、易怒性など）	うつ病：避ける 不安障害：避ける 精神疾患：避ける	肝代謝	減量	不要	-	153
2回	200～400	影響なし	眠気、運動失調	-	腎代謝	減量	少し減量		154

一般名 INDEX

商品名 INDEX

わ

索引

資料ダウンロード方法

本書の資料は、WEB ページからダウンロードすることができます。以下の手順でアクセスしてください。

■メディカ ID（旧メディカパスポート）未登録の場合

メディカ出版コンテンツサービスサイト「ログイン」ページにアクセスし、「初めての方」から会員登録（無料）を行った後、下記の手順にお進みください。

https://database.medica.co.jp/login/

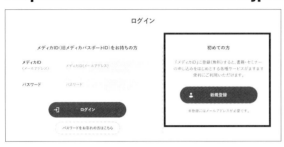

■メディカ ID（旧メディカパスポート）ご登録済の場合

① メディカ出版コンテンツサービスサイト「マイページ」にアクセスし、メディカ ID でログイン後、下記のロック解除キーを入力し「送信」ボタンを押してください。

https://database.medica.co.jp/mypage/

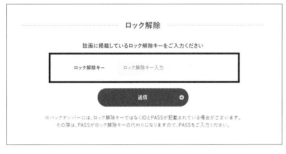

② 送信すると、「ロックが解除されました」と表示が出ます。「ファイル」ボタンを押して、一覧表示へ移動してください。

③ ダウンロードしたい資料のサムネイルを押すと「ダウンロード」ボタンが表示され、資料のダウンロードが可能になります。

ロック解除キー　Ed3x5fMz

編者・著者紹介

加藤隆弘
九州大学大学院 医学研究院 精神病態医学　准教授

■略　歴
2000年　九州大学医学部卒業

鹿児島県出身。九州大学病院、牧病院、鮫島病院、雁の巣病院、かしい心療クリニックで精神科医としての研鑽を積みながら、2005年より精神分析訓練と精神免疫学研究を開始。2008年日本学術振興会特別研究員、2011年米国ジョンズホプキンス大学「日米脳」研究員、2013年九州大学レドックスナビ研究拠点特任准教授（脳研究ユニット長）、2017年九州大学病院精神科神経科講師を経て、2021年より現職。九州大学精神科分子細胞研究グループ長として脳内免疫細胞ミクログリアに着目した脳とこころの橋渡し研究を推進。大学病院に世界初の「ひきこもり研究外来」を開設

専門分野：うつ病、ひきこもり、文化精神医学、精神免疫学、自殺予防、メンタルヘルス・ファーストエイド、力動精神医学（精神分析家・グループサイコセラピスト）

松島敏夫
九州大学大学院 医学研究院
精神病態医学

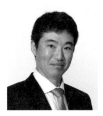

2004年　慶應義塾大学環境情報
　　　　学部卒業
2013年　佐賀大学医学部卒業

「臨床の立場から、気分障害やひきこもりのバイオマーカー探索研究を行っています。精神疾患が血液検査でわかる時代が来ることで、精神疾患へのスティグマ（偏見）が少しでも軽減されればと願っています」

松尾 敬太朗
九州大学大学院 医学研究院
精神病態医学

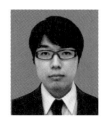

2013年　山梨大学医学部卒業

「患者さんから多くを教えていただき、精神疾患の難しさに直面するとともに、個々の患者さんの回復力（レジリエント）に驚かされます。特に依存症の患者さんとの出会いに強い印象を受け、一部でも研究に還元できるように本研究室でミクログリア研究を中心に励んでいます」

久良木 聡太
九州大学大学院 医学研究院
精神病態医学

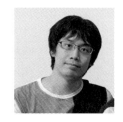

2016年　九州大学医学部卒業

「脳の仕組み、脳と心の関係性に興味をもち精神科医を志しました。現在は若手研究者として、精神疾患について分子細胞学的アプローチで病態解明につながる仕事ができるよう、日夜研究に励んでいます。研究と臨床、両方の視点をもった医師になることが目標です」

三野原 敏文
九州大学大学院 医学研究院
精神病態医学

2016年　九州大学医学部卒業

「現在、疫学を中心として認知症などの発症に関わる要因についての研究に取り組んでいます。精神疾患についてはまだわかっていないことも多く、やりがいのある分野だと思っています。精神医療に少しでも貢献できればと思い、日々勉強中です」

大石 誠
九州大学大学院 医学研究院
精神病態医学

2014年　長崎大学医学部卒業

「精神科の目に見えない心を扱う『おもしろさ』に惹かれて精神科医を志しました。そして、患者さんをより良くするために日々働けることを幸せに思っています。老年精神科、睡眠医学などが興味のある分野です」

嘉陽宗臣
福岡県立精神医療センター
太宰府病院

2017年　九州大学医学部卒業

「太宰府病院で臨床医として経験を積んでいます。精神科疾患は大変複雑で奥深く、一方で誰でもなりうる身近な領域です。そのなかで、薬物療法と精神療法を駆使して理解を深め、患者さんに寄り添える医師を目指しています」